十二经方议秘要

清·陶思渠 **原著**

周艳杰 **校注**　　连建伟 **审定**

中国中医药出版社
·北京·

图书在版编目（CIP）数据

十二经方议秘要／（清）陶思渠原著；周艳杰校注 . —北京：
中国中医药出版社，2013.1（2022.8重印）
ISBN 978 – 7 – 5132 – 1261 – 8

Ⅰ . ①十… Ⅱ . ①陶… ②周… Ⅲ . ①十二经脉—验
方—中国—清代 Ⅳ . ①R289.5

中国版本图书馆 CIP 数据核字（2012）第 284816 号

中国中医药出版社出版

北京经济技术开发区科创十三街 31 号院二区 8 号楼
邮政编码 100176
传真 010-64405721
廊坊市祥丰印刷有限公司印刷
各地新华书店经销

开本 880×1230 1/32 印张 4 字数 92 千字
2013 年 1 月第 1 版 2022 年 8 月第 6 次印刷
书号 ISBN 978 – 7 – 5132 – 1261 – 8

定价 18.00 元
网址 www.cptcm.com

服 务 热 线 010-64405510
购 书 热 线 010-89535836
维 权 打 假 010-64405753

微信服务号 zgzyycbs
微商城网址 https://kdt.im/LIdUGr
官 方 微 博 http://e.weibo.com/cptcm
天猫旗舰店网址 https://zgzyycbs.tmall.com

如有印装质量问题请与本社出版部联系（010-64405510）

内容提要

　　本书以经论症、以症议方、以方析义，体裁独特。全书内容以十二经为纲，分经论列风、寒、暑、湿、燥、火与气、血、虚、实、虫、积等各种病因、证候，每一病因、证候之下，提出治疗方剂，释明方义与权衡法，每经之后附方若干条。其论述多遵经旨与前贤理论，间有根据作者个人见解而发挥之，对病因、脉、证、理、法、方、药的分析简明扼要，可供中医临床人员参考。

中風二字之舌吳

小青龍湯仲景治傷寒表不解心下有水氣乾嘔發熱而咳或噎

或渴或喘或利小腹滿短氣不得卧脉浮緩身不痛但重乍

有輕時無少陰症者服湯已反渴者此寒去欲解更當服此

麻黄　桂枝　白芍酒炒　細辛　甘草炙乾薑酢半夏　五味

絆水煎〇噎去麻黄加附子〇小便秘去麻黄加茯苓〇渴

去半夏加花粉〇喘去麻黄加杏子〇形腫亦去麻黄

表不解心下有水氣而止水寒听致之嘔喘咳渴噎利者已典

不為水氣所攻衝矣若不噁為平温酸収之品散水降逆必致

流為表裡雙鬱之水腫故仲景即以表藥中加之使表裡两清

此症必其脉浮緩身不痛但重乍有輕時無少陰之周身疼歛

逆症始可服此方蓋麻桂發汗少陰所忌身而服後反渴人又

校注说明

庚寅年末，恩师连君建伟示余一油印本，名《十二经方议秘要》，谓其乃福建福鼎名医林上卿先生所赠。因年代久远，恐其不传，嘱余暇时点校，以方便当代。

余粗览其书，蓦然忆及《灵枢·经脉》篇"是动……所生病"之言。顾囊者裘沛然、石学敏诸公执训诂、医理诸学释之，仁智之见，各有千秋。然十二经脉与临床证候密不可分，毋庸置疑。考当今学问，十二经脉及其证候于针灸学界沿袭如故，然于以方药行走者，相去何远也！即或执六经辨证者，不过衍仲景学术，而置《内》、《难》之经络证候于不顾矣。

诸多证候既由十二经脉所起，则经方、时方与十二经脉之联系不容小觑。《十二经方议秘要》于病证、功效统方之外，另立法门，以十二经为经，以风、寒、暑、湿、燥、火和气、血、虚、实、虫、积为纬，并于病因、证候下列方剂及其权衡法。其论述多遵经旨，亦不乏独到之处。

嗣后，余按图索骥，获悉是书为清乾隆年间福建霞浦乍洋乡人（今柘洋县）陶思渠（1785—?）所著。陶氏事迹于《霞浦县志》有载："陶思渠，一名芝田，乳名阿程，乍洋乡石山人……附贡生……人称仲景再世"，其《十二经方议秘要》已佚，幸有手抄本传世。

是编以福鼎县中医研究所、福鼎县医药卫生学会 1960 年 4 月油印本（系郑秀清中医抄自郑敏生中医所藏的手抄本）为底本，旁参福建中医药大学刘德荣、肖林榕、俞宜年三先生之校注本。中国中医科学院中国医史文献研究所李经纬研究员谓二者名同，而实有不同。是编以手太阴肺经为肇始，恰与当今经脉循行之识契合，且文字、权衡法等亦与后者有异。以余浅见，若学者重医理方议，而轻古籍版本之憾，则本书洞然秩然，未尝非弥珍也。

校注过程中，予以重新标点。凡繁体字、异体字，径改为简化字；讹误字、模糊不清或据文意改正者，出注说明。凡引用书名、古籍原文，若无关宏旨，不出注；字词有悖文意者，出注说明。此外，于疑难字词简略注释。

余素不敏，纰缪之处，祈望方家斧正。

周艳杰

2012 年 11 月

前　言

　　中医学遗产有丰富多采的内容，不但在行世书籍中琳琅满目，美不胜收，而且在民间亦有很多宝贵的手抄本著作。我们在贯彻党的中医政策，开展"采风访贤"运动中，由本县沙埕公社医院川石分医院郑秀清中医献出《十二经方议秘要》手抄本二册。该书根据十二经学说分析病因和治疗方法，具有中医辨证论治的朴素唯物观点。但原书文字简奥，虚词甚多，排列次序，不无颠倒，特别是没有标点符号，更使读者不易领会。因此，我们本着发扬祖国医学遗产精神，加以整理。在保留书中论点的前提下，将其重复隐晦之词，稍加删易，略予调整编次，使其条义清晰，并补充标点符号后，付印成册，以供作西医学习中医及中医温课的参考资料。

　　至于本书的来源，根据我们初步了解，郑秀清中医抄自点头公社医院郑敏生中医所藏的手抄本，郑敏生中医于少时得自民间，因书无序文，究竟何代何人所著，尚属茫然，有待深久探索。

　　在整理中，由于我们的祖国医学知识有限与时间匆促关系，书中尚有疑问之处，未能详细考证，提出见解。虽

然尽了一些努力，缺点之处，在所难免，请读者多多提出
宝贵意见，供作再版时修正的借镜，是所至盼！

福鼎县中医研究所

福鼎县医药卫生学会

1960 年 4 月

目　　录

手太阴肺经

手阳明大肠经

手少阴心经

手太阳小肠经

手厥阴心包络经

手少阳三焦经

手太阴肺经

本经起于中焦，下络大肠，还循胃口，上膈，属肺，从肺系横出腋下，下循臑内，行少阴心主之前，下肘中，循臂内上骨下廉，入寸口，上鱼，循鱼际，出大指之端；其支者，从腕后直出次指内廉，出其端。《素问·灵兰秘典论》云："肺者相傅之官，治节出焉。"宜空而不宜实，宜清而不宜热。

因于风　风客于肺，则气不清，而痰自生，故咳嗽。风扇则火上逆，故头目昏痛。鼻乃肺之窍，故鼻塞。中不空，故声浊。脉见右寸浮。治当散之，宜《活人》[①] 金沸草散。

金沸草散

荆芥　细辛　金沸草　前胡　半夏　赤苓　甘草　各等分，为粗末。水煎，温服取汗。

【方义】　肺苦收，急食辛以散之。荆芥轻浮入肺，细辛辛烈温经，皆辛以散之也。有风必有痰，故用金沸草、前胡下降而利痰，兼能疏表。半夏辛温散结。茯苓泻丙火[②]，使小便利，而天气得以下降。甘草和胃气，使饮食进，而地气得以上升。或治其表，或治其里，或治其上，或治其下，左右盘旋，而肺自清矣。

---

① 《活人》，即《类证活人书》，宋代朱肱著。
② 丙火，指手太阳小肠经。

【权衡法】　发热、恶风，邪在表，加羌活；头痛甚，兼阳症，加葱头；少阳，加柴胡、川芎；阳明，加白芷、葛根。如口渴者，风火也，加花粉、山栀、黄芩。

因于寒　寒束皮毛，肺气遏郁，不能分布津液，致上逆于鼻，故鼻流清涕；皮毛之气不宣，故恶寒。脉右寸沉紧。治当温散，宜《三因》麻杏生姜汤。

麻杏生姜汤

生姜（切片）四钱　杏仁（留皮尖，研）三钱　麻黄一钱五分
水煎，温服取汗。

【方义】　生姜辛温，宣通肺气，故用为君；杏仁留皮尖，能通肺气，使之解散，故用为臣；麻黄能入肺而达皮毛，故用为佐。

【权衡法】　喘者，素有痰也，加半夏、陈皮；咳嗽者，邪久也，加桔梗、前胡；发热、头痛者，兼太阳证也，加甘草，减生姜，用麻黄为君，即麻黄汤①；手足冷者，兼少阴证也，减生姜、杏仁，加附子、细辛，即麻黄附子细辛汤。

因于痰　痰著于肺，肺不清肃，气为之壅，故喘、上逆，则咳嗽。痰阻其气之出入，故有声。脉见左寸滑。治当清之。宜丹溪清肺饮。

清肺饮

半夏　贝母　桔梗　前胡　苏子（炒研）　杏仁（留皮尖）
茯苓　甘草　水二盏，煎取一盏，温服。一方有橘红。

【方义】　痰为本，气为标，故用半夏之辛为君，贝母之苦为

---

①　麻黄汤，应再加桂枝。

臣，一散一降之；气阻则不通，故用桔梗之甘、前胡之苦为臣，一升一降之；气逆则不顺，故用苏子之香、杏仁之润为佐，以顺其气，一燥一润之；肺气不清，则天气不降，不降则地气不升，故用茯苓之渗为佐以降之，甘草之甘为使以升之，又一升一降也。橘红轻清，用为使，以达肺气。一方之中能使天地之气交，气顺则痰行矣。

【权衡法】 痰色黄，口渴为火痰，加蒌仁、兜铃、连翘、黄芩；色白，鼻不闻香臭为寒痰，加生姜；色白兼微黄、口不渴为湿痰，加苍术；色青而目眩、头晕为风痰，加南星、天麻；色白而稀，有汗发热，脉细数者，乃水泛为痰之虚痰也，治当八味丸。

因于气 肺为天，脾为地。地之浊气上逆，则天即不清明，故天气不能下降，痰涎壅塞。肺与大肠相表里，故大便不利。此所谓上盛下虚也。气逆上攻，故喘咳；气蔽于上，故鼻塞。脉见左寸关浮躁。治当降而散之。宜《局方》苏子降气汤。

苏子降气汤

苏子（炒研） 厚朴 前胡 沉香 半夏 橘红 归身 甘草
水煎，温服。

【方义】 气逆，故用苏子、厚朴为君以降之，前胡、沉香为臣以辅之，使上逆之浊气得降。然气阻必生痰，故用半夏、橘红为臣以散之，使在肺之余邪得清。浊气上浮，由于脾土之燥，如久旱地燥，则尘易飞腾，上蒙于天，故用归身、甘草为使，润而和之，使脾气得养，浊气不再上升，此用归之义，人所未知也。

【权衡法】 喘甚者有火，加兜铃；喘而痰盛者，加蒌仁、黄芩；有汗者，乃肺虚受克，加麦冬、知母；足冷、恶寒，尺脉浮者，乃肾气上逆，加玉桂①、故纸，减前胡、橘红。

因于火　火刑于金，肺失清肃之令，而不能卫外，故洒淅恶寒，乃热极生寒也。肺主皮毛，故皮肤蒸热，肺旺于酉，故日晡尤甚。火性炎上，故喘咳气急。脉右寸洪。宜钱乙泻白散。

泻白散

地骨皮　桑皮　粳米　甘草　为粗末，水煎，去滓，温服。

【**方义**】　肺有火则不能生水，水涸则火益盛，故用地骨皮之甘寒以生水为君；治水即治肺，肺受火燥，非益元之品不能保，故用桑皮之甘以益元，非苦不能降，又以桑皮之苦以降火，故用为臣；热伤元气，粳米乃肺谷②，能补肺之元气，故用为佐；甘草生用，性寒而缓，能缓火势，故用为使。此四味气味甚薄，又极清虚，无腻滞偏僻之害，为泻肺之良方。

【**权衡法**】　烦者乃肺虚，加麦冬；渴者，火烁液也，加知母、麦冬、花粉；汗出，肺受火烁，加五味、人参；痰中带血，乃火盛也，加生地、元参。

因于虚　金气虚不能贯注百脉，故六脉不起；虚则气不能卫护皮毛，故自汗；虚则心火来克，故喘咳；暑天火令，心火用事，为肺金死地，故热伤元气。脉见右寸数大而无力或散。宜《千金》生脉散。

生脉散

人参　北五味　麦冬　水煎服。

【**方义**】　人参甘寒，生用能补元气于金水之乡，故用为君；金

---

① 玉桂，即肉桂。

② 《素问·五常政大论》："其脏肺……其谷稻。"

水耗散，故五味之酸为臣以收之；心火来克，故用麦冬为佐，以清心而保肺。由是则气足而脉充，故曰"生脉散"。久服此方，不治已病，治未病也。

【权衡法】 夜热，脉弦细而数，乃金水同病，本方合六味丸；吐衄为心火炎上，加枣仁、远志、元参、丹参、沙参、生地、桔梗、辰砂，即天王补心丹；手足厥冷为亡阳，加桂、附、干姜；汗出不多食为胃弱，用独参汤。

附　方

七气汤（《三因方》）

半夏　厚朴　茯苓　苏叶　加姜煎服。

四七汤（《局方》）

人参　官桂　半夏　甘草　加姜、枣煎服。心腹痛加玄胡。

【方义】 七气汤除七情气郁，痰涎壅结，咯不出咽不下，胸满气喘，或咳，或呕，或攻冲作痛；四七汤治七情气郁，痰涎结聚，虚冷上气，或心腹绞痛、膨胀喘急。同一七情气郁，同以四味治之，而补泻不同，何也？盖因其虚实不同，一是胸满气喘，一是虚冷上气。一在中上两焦实，而下焦未见虚证，一在中上两焦实，而下焦已见虚证。因下焦不虚，故药专治上中二焦之痰气；因下焦已虚，故药兼治下焦之虚寒。二方用药之奇颇同，一用苏叶治上焦之结，一用玉桂治下焦之寒，皆有妙义，不可不深察也。

手阳明大肠经

本经起于大指次指之端，循指上廉，出合谷两骨之间，上入两筋之中，循臂上廉，入肘外廉，上臑外前廉，上肩，出髃骨①之前廉，上出于柱骨之会上，下入缺盆，络肺，下膈，属大肠；其支者，从缺盆上颈，贯颊，入下齿中，还出夹口，环唇，交人中，左之右，右之左，上挟鼻孔。《素问·灵兰秘典论》云："大肠者，传导之官，变化出焉。"宜通而不宜滞，宜润而不宜燥。

因于风 风入肠则燥，燥则火盛，故云脏毒（血鲜者为肠风，随感而见也；血瘀者为脏毒，积久而发也）。火甚则血沸而妄行，故下血，脉右尺浮洪。治宜清之，当用《本事》② 槐花散。

槐花散

荆芥（炒黑） 槐花（炒黑） 柏叶（炒黑） 枳壳 为末，空心米汤下。

【**方义**】 火因风炽，其本在风，故用荆芥为君。槐花、柏叶皆凉大肠之血以清火，故用为臣，炒黑者取其水色制火，以收止血之效。枳壳气寒，乃大肠气药，所以调之使和气血，故用为佐。风去

---

① 髃骨，指肱骨头。《医宗金鉴》："髃骨者，肩端之骨也，即肩胛骨头向上之棱骨也。"

② 《本事》，即《普济本事方》，宋代许叔微著，又名《本事方》。

则火息，火息则气血和，气血和则诸症愈矣。

【**权衡法**】 粪前血，血出肠胃，为近血，加地榆。粪后血，血出肺肝，为远血，加条芩。脉左关洪数，里急后重，乃肝气下坠，加丹、栀、柴胡，甚则加胆草、车前。口渴烦者，移热于肺，加花粉、枯芩。血泄奔急不止，加升麻、犀角以升气凉血，其血则止。

因于寒 寒则肠中之气血凝滞，滞则积生，故新旧皆为冷积。其积在肠中，故痛。寒性下行，故泻痢。新泻旧痢，治当温散，宜《千金》感应丸。

感应丸

肉果①（煨） 丁香 干姜 巴豆（去油） 木香 杏仁 各为末，黄蜡为丸，如豌豆大，白汤下。

【**方义**】 肉果、丁香、干姜，辛能散寒为君，巴豆毒能去积为臣，木香香能调气为佐，杏仁润能滑积为使。然皆非大肠主药，故用蜡丸，使药在胃不化而溶化于大肠，药皆勇悍，所至必克，如感应然，故曰感应丸。

【**权衡法**】 （无）。

因于燥 燥则血与津液皆枯，枯则不能滑利，故大便不利，脉右尺沉而数者。宜东垣润肠丸。

润肠丸

大黄 当归 熟地 麻仁 杏仁 白蜜 水煎，冲蜜，食远服。

【**方义**】 燥之原由于火，火不去则燥不除，故用大黄清火为君。燥之标由于血涸，故用当归、熟地补血为臣。然犹不能润，故

---

① 肉果，即肉豆蔻。

用麻仁、杏仁、白蜜之润为使。一方之中，标本皆冶，燥气无不润矣。

【权衡法】　大便灼热火甚，加条芩。发热为有燥粪，加芒硝。

因于火　火则变化甚捷，故泻。或被蒸干，故结。或火烁肠，则血妄行，故便血，皆由火致。脉尺数有力。治当清之，宜河间①三黄汤。

三黄汤

黄芩　大黄　黄连　先煎好芩连，后纳大黄一沸，去渣空心服，服时调姜汁廿匙。

【方义】　黄芩大肠主药，清火为君，大黄逐火下行为臣，黄连厚肠胃泻火为佐。但恐伤胃，故加姜汁以保胃气，所谓寒药佐温也。

【权衡法】　泻时粪色焦黄，奔急锐甚，或便结、身壮热，舌苔燥黄而厚，甚则焦黑，脉实者，或血来如涌泉，色鲜红，脉数有力者，皆属火证，始可用此。否则，或属寒，或属血虚，或肠风，或汗虚，或脾不统血，皆不可投。便结甚，加芒硝、麻仁。

因于血　血凝则不通，故腹胀。不涉小肠、膀胱，故小便清白。血干色黑，故大便黑色。气为血阻，故痛。血为阴，阴病则阳盛，故其人如狂，此皆血所致。脉右尺芤或短涩或歇至者，当下之，宜仲景桃仁承气汤②。

桃仁承气汤

桃仁　大黄　芒硝　甘草　玉桂　水煎温服。

---

① 河间，即金代医家刘完素，河北河间人。
② 桃仁承气汤，《伤寒论》名"桃核承气汤"。

【方义】　桃仁性善破血，且能润燥，故用为君。大黄走血善下，芒硝咸能软坚，故用为臣。然皆峻削寒冷之物，胃气必伤，佐甘草以保胃。血逢温则行，以桂为使以温之。

【权衡法】　腹痛牵引足股，按之痛甚为肠痈，倍用玉桂，减芒硝，加木香。腹痛甚加延胡索、木香。产后减硝黄，加归尾、红花、苏木、山楂，即陈自良消瘀饮子。

因于燥　肠有燥屎，则邪热不解，故壮热如潮。络于额，故汗出，为热逼也。目不了了者，邪热烁阴不能上注也。脉右关尺实，而重按涩，当急下之，宜仲景大承气汤。

大承气汤

大黄　枳实　芒硝　厚朴　先将三味煎成，纳大黄一沸，去渣温服。

【方义】　大黄有推陈致新之力，枳实有冲墙倒壁之能，一入血分，一入气分，真无坚不破矣。然既为燥粪，其形必坚，必得芒硝咸寒软坚，而后能出。燥粪中阻，其气必逆，须得降下而后能安。厚朴苦能降下，故二味为君，二味为佐，以为突营冲阵之师，所向无敌矣。

【权衡法】　口渴加花粉，脉右尺数加黄芩，下后宜滋阴，可与地黄汤之类。

因于气　气阻于中，则传导不畅，故大便不利，小腹亦满，脉右尺沉涩有力，宜河间槟枳导气汤。

槟枳导气汤

槟榔　厚朴　沉香　枳壳　乌药　归身　水煎，食远服。

【方义】　槟榔势如奔马，导气最捷，故为君。厚朴、枳壳苦能降气，故为臣。沉香、乌药皆调下焦之气，故为佐。加当归为使，气药佐血药，以制其燥也。

【权衡法】　腹痛，得矢气而快者，为气血不和，加延胡。

因于虚　虚则气不固，故利无里急后重，病在下焦，脉右尺沉弱，宜仲景赤石余粮汤①。

赤石余粮汤

赤石脂（煅）　禹余粮　为末　水煎服。

【方义】　经云："涩可固脱。"赤石脂、禹余粮二味皆收涩之品，故可治之。

【权衡法】　日利数十遍者，虚极，加粟壳、诃子。有汗者，肺虚，合生脉散。腹痛脉迟者，虚中有寒，加肉果、肉桂、破故纸。

――――――――

① 赤石余粮汤，即赤石脂禹余粮汤。

足阳明胃经

本经起于鼻之交頞①中，旁纳太阳之脉，下循鼻外，入上齿中，还出挟口，环唇，下交承浆，却循颐后下廉，出大迎，循颊车上耳前，过客主人，循发际，至额颅；其支者，从大迎前下人迎，循喉咙，入缺盆，下膈，属胃，络脾；其直者，从缺盆下乳内廉，下挟脐，入气街中；其支者，起于胃口，下循腹里，下至气街中而合，以下髀关，抵伏兔，下膝膑中，下循胫外廉，下足跗，入中指内间；其支着，下廉三寸而别，下入中指外间；其支者，别跗上，入大指间，出其端。《素问·灵兰秘典论》云："胃者仓廪之官，五味出焉。"宜升不宜降，宜温不宜寒。主受纳水谷，为十二脉秉气之源。

因于风　风木乘土，土受其克，则不升而降，故飧泄而完谷不化。风邪入络，则络急不伸，牙肉皆胃络所系，故牙关紧闭。四肢肌肉属胃，风主动摇，故手足瘛疭，而肉𥆧动。面乃胃脉所在，风阻其间故肿。此皆胃受风邪所致，即胃风症。脉缓无力，治须温补而散，宜易老②胃风汤。

胃风汤

人参　白术　茯苓　归身　川芎　白芍　肉桂　加粳米百余粒，

---

① 頞，鼻梁。
② 易老，指金·张元素，字洁古，世称张易水、易水老人，为易水学派之开山。

煎服。

【方义】　胃不虚，则风不入，因虚而入，为风之本矣。故用人参、白术、茯苓、粳米以补虚；治风先治血，故用当归、川芎以活血；风木克土，故用白芍以泻之，肉桂以枯之，由是胃足而血行，风不治而自治矣。

【权衡法】　头痛，发热，邪在表，加升麻、白芷、麻黄、葛根各一钱，去白芍、人参，即东垣胃风汤。自汗，恶风，表邪甚而卫虚，易桂为桂枝，加甘草。口渴能食，名消风①症，本方去桂，加羌活、防风、川连、黄柏，名风消散。

因于寒　寒为阴邪，客于胃腑，则冲和失职，不能受谷，故恶心呕吐。胃气不外卫，故恶寒。寒凝气滞，故腹痛而脉迟。治主温散，宜洁古生姜宣胃汤。

生姜宣胃汤

生姜　藿香　胡椒　水煎热服。

【方义】　生姜色黄入胃，味辛，散寒止呕为君。藿香芬香舒气，性温，逐寒止吐为臣。胡椒性温大热，破气散寒最捷，且能达表，用为佐。三味皆辛以散之、寒以温之之义。

【权衡法】　吐蛔加乌梅、川椒。便泻腹痛加干姜、木香。

因于湿　湿为重浊阴邪，滞留胃中，则郁而生痰，停而蓄饮，痰饮相兼，则上呕而吐逆。湿困脾阳，脾不能运化则泻。其不上吐下泄而留于中，则气滞，故满闷，心下揉之有水声。山岚瘴气不服水土，皆天地湿热郁蒸之气，感之亦属湿邪，故骨节烦痛、身重、

---

①　消风，疑为"风消"之误。《症因脉治》："燥火三消之症，即风消也。"

吐泄。治宜燥之，宜《局方》平胃散。

平胃散

苍术　厚朴　陈皮　炙草　为粗末，加姜、枣煎服。

【方义】　胃受湿邪，因脾不健运所致，用苍术之辛苦，以通湿郁而健脾，乃治湿主药，故为君。厚朴、陈皮能调气而逐湿，甘草甘温能和中而卫正，故为臣。由是脾健气顺，而湿自清，不治胃而胃自治，故曰平胃散。

【权衡法】　此汤不止治湿，兼能治郁。如气郁加香附，血郁加川芎、当归，痰郁加半夏、白芥子，食郁加枳实、山楂、莱菔。湿胜加五苓。有汗苍术易白术。面黄溲赤加茵陈、黄柏、山栀。生疮为湿外达，加羌活、防风。

因于暑　暑乃天地热淫之气，从肺呼吸而入，先伤肺气，而后传于他经。暑邪蒸热，故渴而发热。肺主皮毛，故汗出。脉虚为热伤元气。胃脉贯头，故头重而痛。郁久热伤血分，故发斑。治主凉散，宜仲景竹叶清暑饮①。

竹叶清暑饮

香薷　竹叶　麦冬　石膏　五味子　水煎服。

【方义】　暑邪陷入，非发越阳气不能外散。香薷辛温香散，能发越阳气，以散皮肤蒸热，故为君。竹叶、麦冬能清金保肺，以生津解渴，故为臣。石膏辛寒，解肌透暑，能清胃火，故为佐。肺气已耗，元气外散，故又用五味之酸以收。其间散中佐收，寒中佐温，泻中佐补，诸法具矣。

【权衡法】　无汗去五味。烦甚加黄连。吐利身重者兼湿，加木瓜、茯苓。斑不退加犀角、生地、牛蒡②。渴甚加知母、葛根。神

---

① 竹叶清暑饮，非仲景方。乃仲景《伤寒论》竹叶石膏汤之加减方。

② 蒡，原作"旁"，今据文义改。

昏、气喘、鼻扇者，热炽元气将脱，加人参，减石膏。腹中绞痛，邪正相敌，加灶前土以助正；或用探吐法吐之，如吐不出，便不出，急刺委中及十井出血，以冀其生。否则死。

因于火　火邪亢盛，故脉洪大。热邪在表则恶寒，今深入于里，故不恶寒，反恶热。中风有汗，伤寒无汗，入阳明则有汗，为热邪内逼，津液外越，故自汗。热在里，故口渴。胃主肌肉，故肌肉热。脉交额①中，故目痛。脉交鼻，火燥，故鼻干。胃不和，故卧不安。日晡属阳明，故潮热。阳属火，火甚至毒，故成阳毒。火逼肌分，则气血怫郁，故成斑。此皆阳明热甚，治主清热泻火，宜仲景白虎汤。

白虎汤

知母　石膏　甘草　粳米　先煎石膏数十沸，再投余药与米，米熟汤成，温服。

【方义】　胃火炽甚，先克肺金，则肺中津液元气受伤，故用知母苦寒，以保肺生津为君。火逼肌肉，内烁胃液，故用石膏甘辛寒凉以解肌逐火，为臣。热盛用甘草以缓之，且能助石膏以达表，正气被伤，故用粳米以补之，且能保肺以制石膏之峻，故二味为使。阳明为燥金，属西方，故曰白虎汤。

【权衡法】　仲景以邪入阳明经，用此汤为解肌保肺之方。然三阳合病，脉浮大、腹满、身重、口不仁而面垢、谵语、遗尿、发汗则谵语，下之则头汗，手足逆冷，自汗出者，仲景亦用此汤。盖以面垢虽属少阳，遗尿虽属太阳，而腹满、身重、口不仁、谵语，皆属阳明。因少阳、太阳之症缓，阳明之症急，不得不用白虎以解内

---

① 额，据胃经循行路线，应作"頯"。

外之热。设不知而汗之，则津亡而益燥，必谵语愈甚。下之则阴气下竭，而虚阳上脱，必头汗出，而手足逆冷，皆非善治也。所以治症当视邪正缓急，不可拘太阳、少阳、阳明也。如渴欲饮水，无恶寒、头痛诸表症，乃邪入里愈深，津液愈涸，加人参三两以生津。如表无热、口燥渴、心烦、背微恶寒者，虽背寒属太阳，然燥渴、心烦、里热已炽，亦加人参以保肺生津。身热汗出、恶寒、足冷，脉微而渴者，为太阳中暑，用此方解肌，亦加人参以保肺，使暑不内入而外解。如口渴饮水，无身热诸阳明症，为火伤肺胃，成膈消症，亦加人参以保肺生津。如胫冷、腹痛或满、头痛、多汗、渴而谵语、身重烦疼而热，脉沉细者，为湿温，本方加苍术以除湿，即白虎加苍术汤。但热无寒，骨节疼痛，时呕，此风火相搏，为温症，本方加桂枝以治风，即《金匮》桂枝白虎汤。喘嗽有痰，身热自汗，脉虚浮者，此暑挟少阳之邪入肺，即暑嗽症，本方加柴胡、黄芩，以平木清火，加半夏以散痰通肺，名柴胡石膏汤。如胃热发斑，脉反虚者，此邪结于表，正亏于里，本方减粳米，恐谷气入营，反助邪气，加人参既能补中，又能解毒，名化斑汤。如白虎症悉具，而脉无力者，属内伤症，宜当归补血汤，忌本方。

因于血　血凝成瘀，脾不能统，而气滞于中，脐上满。因胃中蓄①血不空，故不饥。血阻不行，气为之不利，故脐上痛。血属阴，故日晡至夜不安。血阻则胃不和，故夜不寐。畜血微，病在本经；畜血甚，病连心君，故甚则谵妄见鬼如狂。芤为瘀血，涩为气滞，故脉见芤或涩，宜节庵②桃仁承气饮子。

---

① 蓄，原作"畜"，今据文义改。

② 庵，原作"菴"。节庵，即陶华，明代医家，著《伤寒六书》。

桃仁承气饮子

大黄（酒炒）　芒硝　白芍　甘草　桂心　桃仁　青皮　枳实
当归　柴胡　水煎温服。

【方义】　大黄荡邪逐瘀为君，芒硝软坚下降，甘草和胃缓中，桃仁破血润结，皆助大黄下行之势，故三味为臣。然皆苦寒之药，恐寒凝去瘀未快，故用肉桂之辛、当归之温以行之。然皆血药，恐气滞去瘀未尽，故用青皮之香、枳实之坠以破之。然皆降药，恐清阳下降，则一利不止，故用柴胡之轻以升之。此五味能佐承气之不足，故为佐。犹虑瘀去而新血亦去，则血愈亏，故少佐白芍以收之，如是则一方之中，法无不具矣。

【权衡法】　暴病，按之胸前不硬无形者，血未结，减芒硝。腹痛、手足冷、自汗、阴寒凝滞，去大黄、芒硝，加炮姜。大便黑、小便白、小腹满，血在大肠，非在胃，宜桃仁承气汤下之，不必用此方以伤气分。

　　　　因于气　气滞中州，不能分清降浊，故阴阳壅塞，气不宣通，腹胁胀满，大便不利，右关寸之脉涩而有力，治主调气，宜东垣木香顺气汤。

木香顺气汤

木香　蔻仁　炒益智　苍术　厚朴　陈皮　青皮　半夏　吴萸
（汤泡）　干姜　茯苓　泽泻　升麻　柴胡　当归　水煎温服。

【方义】　气滞因脾不能运，用木香、益智、蔻仁以运脾；脾不能运，因寒湿所阻，用苍术、半夏以燥湿，茱萸、干姜以散寒；浊气不降，用厚朴、青皮、陈皮以降之；清气不升，用升麻、柴胡以升之；中痞则天气不下接，用茯苓、泽泻以渗之，使肺气下接于肾。然诸药香燥过甚，故重用当归以润之，使津液不枯。气在胃而治在脾，脾气一张，清浊自分。要知此方因症无虚象，所以药无补益，不可以其纯导而忽之。按此方即七方中复方，药味繁多，君、臣、佐、使之法不甚拘滞，如归身独重，而不可谓之君药。

【权衡法】 口渴者，湿热相兼，去茱萸、干姜，加黄连、黄芩；呕酸水者，有伏饮伏火，加生姜、山栀，重用芩、泻、半夏，去茱萸、干姜、益智；腹痛者，为气不和，加槟榔、莱菔子；呕吐食不下，下即痛，吐出痛即止，此兼有食积，加枳实、山楂；腹胀如鼓，喜嗳气、矢气者，即气鼓症，加槟榔、沉香。舌无苔，脉虚大无力，大便利者，为中气虚，当用补中益气汤，此方忌服。

因于食 食停胃中则气结，故胃脘痛，不食；食积热蒸则酸，其气上熏，故嗳气嗳酸如蛋黄；食阻于中，则胃气不能外达，热邪郁蒸，故发热而痞满；食热相搏，则津液结浊，故舌苔黄燥，愈久愈深则苔黑，右关上一分滑疾有力者，治主消之，宜河间保和汤。

保和汤

莱菔子（炒研） 白术（土炒） 枳实 黄芩 瓜蒌①霜 水煎服。

【方义】 治食先行气，用莱菔子之苦辛行气为君；治食先运脾，用白术、枳实之甘辛运脾为臣；治食兼治热，用黄芩、瓜蒌之苦寒清热为佐。如是则食不治而自治矣。

【权衡法】 此统治食积之方，问何物致积，即用其物烧灰入药尤妙，米积加锅焦②、谷芽；肉积加山楂；麦积加麦芽、神曲；日久发狂谵语，脐下作痛，按之甚硬，则积在大肠，加大黄；便结加芒

---

① 瓜蒌，原作"瓜娄"。
② 锅焦，即锅粑。《本草纲目拾遗》谓其"补气，健脾，消食，止泄泻。"

硝，减白术，恐其壅滞；渴甚火烁津液，加花粉；头痛、恶寒、无汗，兼外感，宜先解表，而后服此方。

因于痰　痰浊之气袭肺，则咳嗽。脾不运气，则痰生而胀满。痰饮在胃，故呕吐恶心。痰随胃络上头，则上盛下虚而头眩。饮邪侵心，则心悸。治当燥之，宜《局方》二陈汤。

二陈汤

半夏　陈皮（去白）　茯苓　甘草　加生姜煎服。

【**方义**】　痰由湿生，用半夏之燥为君以消之；痰因气滞，用陈皮之香为臣以调之，佐茯苓之淡渗，助半夏之治湿，佐甘草之甘和，助陈皮之调气。少用生姜辛以散之，药虽平淡，实有神奇。

【**权衡法**】　眩晕、惊搐为风痰，加南星、白附、皂角、竹沥；咳嗽、恶寒，得温少止，痰色清白者，为寒痰，加干姜、姜汁；喘急、口渴，面泽微红，痰色黄浊者，为火痰，加石膏、青黛、黄芩、连翘、花粉；面黄、目泽、不渴、舌苔白滑者，为湿痰，加苍术、白术；口渴、胸中干痛、咳时火气上冲、大便坚，痰少而黏者，为燥痰，加杏仁、瓜蒌；五更咳嗽，食后痞闷，为食痰，加山楂、神曲；咯出黑痰，凝结成块者，为老痰，加枳实、海石、芒硝；怒时气急声嘶，咳痰者，为气痰，加香附、枳壳；手足及胁时有一处疼痛，为痰入络，加白芥子、竹沥、姜汁；嗽而声浊，鼻塞流涕者，外感也，加苏叶、杏仁、桑皮、前胡；痰不流利，咯不出者，为气滞也，加杏仁、苏子；喘而渴者，火也，加桑皮、兜铃。夜热、口渴、咳嗽、脉细数，痰如白沫者，为虚痰，宜六味丸加减，不宜此方。

因于虫　虫生体内，湿热内蒸，故面黄。虫喜食，遇食则动，故食已即腹痛。若为正气攻，虫不能安而下行，故时便出一二条。

虫喜食甘，故食甘则腹亦痛。治宜杀之，宜《本事》化虫丸①。

化虫丸

鹤虱二两　胡粉（炒）二两　苦楝根（向东未出土者）二两
槟榔一两　芜荑一两　使君子一两　枯矾五钱　为末，面糊为丸，
如芡实大。量人大小与之，至十丸止。

【方义】　鹤虱、胡粉性善杀虫，且能坠下，用为君；苦楝根性
能伏虫，用为臣；槟榔导气，芜荑导积，皆能驱虫，用为佐；使君
味甘扶土，味涩涤腻，枯矾燥能逐湿，酸能解毒，助杀虫之力，用
为使。如是遇虫必杀，遇积便消，病无不愈。

【权衡法】　望诊面有白点者，为虫症。如呕吐，腹痛，按之团
团成块，手足冷，脉涩而小者为寒证，附子、干姜汤送下。吐虫色
黄赤，吐水色黄味苦或酸，食即吐，不食即饥，为火证，用黄连、
苦参汤送下。虫在上脘，则喉间聂聂②有虫上行，用藜芦、瓜蒂汤，
将药化开送下，以吐之。虫在下脘及肠，则脐右旁动，呱呱有声而
痛，用芫花、黑丑汤化药送下以下之。虫在中脘，则痛当脐之上如
抢，用陈皮、木香汤化药送下以和之。

因于虚　胃阳冲和之气不足，受纳不多，脾无禀气，阳土
一亏，肺绝其养，故脾衰肺损，而饮食少思。土主肌肉，故体
瘦。胃气不华面，则真色现而面黄。肺主皮毛，肺虚则皮聚毛
落。脉中无胃阳之气鼓动，故脉来细软。治当温补，宜存庵③
四君子汤。

---

①　《本事方》无此方，后世谓化虫丸出《医方集解》，供参考。

②　聂聂，轻虚平和貌。《素问·平人气象论》："平肺脉来，厌厌聂聂……"
张志聪《素问集注》谓："聂聂，轻小也。"

③　庵，原作"菴"。存疑待考。

四君子汤

人参（蒸）　白术（土炒）　茯苓　甘草（炙）　加姜二片、枣二枚煎服。

【**方义**】　养胃必以和平中正之品，庶无戕伐之虞。人参气味香甘，能回冲和之气，非唯补胃，且益脾肺，用为君；白术健脾之运，使水谷易化，以资胃气，用为臣；茯苓能伐肾以益土，降肺以通脾，使水不侮土，天气下行，则脾无湿滞之患，而胃有生发之权，用为佐；然中宫犹不无寒冷，故用炙草之甘温为使；恐犹不能外达营卫，用姜、枣之甘辛为引。此四味皆中正和平之品，故汤名君子。

【**权衡法**】　腹胀如鼓，咳嗽色槁，脉无力，为气虚有痰，加陈皮、半夏，即六君子汤；喘不宜白术，有汗减茯苓，呕去甘草。如四肢冷、便泄、腹痛、自汗、气短、言微、脉浮微者，阳脱也，加附子、干姜。口渴、自汗、气喘、身清、面青、脉无根、肺脉大而数无力者，为元气耗散，加五味、麦冬、黄芪。若便泄，白术为君，口渴、多汗，人参为君；气喘、小便不利，茯苓为君；腹中不和而微痛，甘草为君。如食即呕，四肢不举，便泄、气喘、有汗，面色白无神，身不热，恶寒者，胃将脱，宜独参汤。

附　方

大承气汤（仲景方）

大黄四两　芒硝三合　厚朴八两　枳实五枚　先煎朴、实，将熟，纳大黄一泡①，倾碗内，和芒硝，服得利，则止。

小承气汤（仲景方）

大黄四两　厚朴二两　枳实三枚，水煎。

――――――――――

① 一泡，即一沸。药液滚开一会即可。

调胃承气汤（仲景方）

大黄（酒浸）　芒硝各一两　甘草（炙）五钱　煎成，少少温服。

【方义】　大承气汤治伤寒阳明症，阳邪入里，胃实不大便、发热、谵语、自汗出、不恶寒，痞、满、燥、实、坚全见，及治杂症三焦大热，脉沉实者；亦治阳明刚痓。非大实大满，不可轻投，恐有寒中、结胸、痞气之变。小承气汤治伤寒阳明症，谵语，便硬，潮热而喘及杂病上焦痞满不通。调胃承气汤治伤寒阳明症，不恶寒，反恶热，口渴、便闭、谵语、腹满、中焦燥实，或伤寒吐后腹胀满者；或阳明症不吐，不下，而心烦者；或渴症中消，善食而瘦者；或汗后蒸蒸发热者。总之，三承气皆阳明实热症当下之方。大承气无甘草，而有芒硝，小承气无甘草，并无芒硝，调胃承气有甘草，而无朴、实，何也？盖症同阳明，而缓急有异，如发热、谵语、不大便，皆属阳邪入里，为热结于内，均宜苦寒下之，故同用大黄。其大承气证之自汗出，痞、满、燥、实、坚，为阳明下焦之实热，势甚危急，其不同于潮热而喘、痞、满、实而不坚、燥之阳明上焦实热之小承气症；尤不同于不恶寒，反恶热，满、实、坚、燥，而不痞之去表未远之阳明中焦实热之调胃承气症。故大承气用大黄，治血分有形之邪，用芒硝，治气分有形之邪，合朴、实，治无形之结气，以成土郁夺之，攻下之猛剂。小承气症不燥、坚，则减芒硝之咸，仅治上焦，而不伤下焦之阴。调胃承气症，气既不痞，则除朴、实之苦，而加甘草之缓，仅调中焦，而不犯上焦之阳。观仲景之命名：曰大曰小，曰调胃，与其用大承气，曰"急下"，小承气，曰"可与，勿令大泄"，调胃承气，曰"少少服，以和胃气"，其义自明。据《准绳》阳明症分正阳、太阳、少阳，正阳阳明用大承气，太阳阳明用调胃承气，少阳阳明用小承气，深明阳明界限。盖太阳为阳明来路，去表未远，不宜攻下，故宜调胃之缓；正阳已离太阳，未入少阳，界乎其中，若不急下，即入少阳禁下之例，传变不已，故宜大承气之急下。少阳为阳明去路，直迫太阴，少阳有禁下之例，不宜大攻，故宜小承气小下之。

葛根汤（仲景方）

葛根　麻黄　桂枝　白芍　甘草（炙）　　大枣　煎服取汗。

【方义】　治太阳阳明合病，自下利，头痛腰痛，肌热鼻干，目疼，脉浮大而长，或太阳病背项几几，无汗，恶风。或太阳发汗不彻，烦躁、短气者，更发其汗，何以知其汗不出，以脉涩故也等症之义。盖以伤寒有并病、合病。并病者，本经未罢，传入他经，二经催并①为病。合病者，二经、三经同受外邪，合而为病。二经合病，必合用二经之药，庶得两全。麻黄、桂枝，太阳药，葛根，阳明药，所以合而成方。或云：二经表病，应有头痛、目痛、肌热、鼻干之表证，不应有腰痛、自利之里证，殊不知阳经合病，必腰痛、自利。盖邪并于阳，则上实而下虚；阳气结郁于外，则外实而内虚，必见腰痛、自利。用此汤外解其邪，阳气得和，则阴平阳秘，腰痛、自利不治自止。喻嘉言曰："仲景以太阳带阳明症，风伤卫用桂枝汤加葛根，寒伤营用麻黄汤加葛根。太阳带少阳症，风伤卫用桂枝汤加柴胡，寒伤营用麻黄汤加柴胡；合并病亦然。阳明以葛根为主，少阳以柴胡为主，于少阳用小柴胡汤，而阳明不用葛根，何也？此有二义，太阳而略加阳明症，则以方来之阳明为重，故加葛根；阳明而尚兼太阳症，则以未罢之太阳为重，故不加葛根，恐葛根大开肌肉，津液尽以外泄耳。"观于此言，则知葛根汤之义矣。张元素云"断阳明之路"，叛②旨甚矣！太阳病背项几几无汗、恶

---

① 催并，亦作"催进"，催促也。谓一经疾病未罢，又传入他经，病情进展迅速。
② 叛，背离。

风，及发汗不彻，烦躁，短气，亦宜此汤者。盖仲景以有汗无汗、恶风
恶寒，定伤风、伤寒。今无汗是伤寒，恶风是伤风，风寒两感，故以桂
枝汤治风，而加麻黄以治寒，且背项几几，其邪已侵营卫之内，交肌肉
之分，故加葛根解肌，使邪尽出；发汗不彻，而生烦躁、短气，是邪不
外达，侵入阳明经界，欲将传变，故亦宜开表解肌，更发其汗，使邪外
达，不致入里。但邪不解，脉宜躁，今反涩者，曷故？因不彻与不解
异，不解为邪正相争，药不能解，有争故脉躁；不彻为邪正凝滞，药不
能散，有滞故脉涩。读仲景书此等处煞有关系，如不略过，则思过
半矣。

犀角地黄汤（《济生方》）

生地　白芍　丹皮　犀角　每服五钱，水煎服。热甚如狂者，
加黄芩一两（以治其热）；因怒致血者，加栀子、柴胡。

【方义】　治伤寒胃火热甚，吐血、衄血、嗽血、便血、蓄血如
狂、漱水不欲咽及阳毒发斑。盖血本至静之物，随气流行，以溉经脉，
气行则行，气止则止，苟气一乱，则血亦乱。今胃火热甚，其冲和之
气已乱，而脾之统运失职，是以循经之血，随火上腾，犯清道为衄，
犯肺窍为嗽，守营之血，随火出咽为吐，在经在腑无往而非火，亦无
往而非血。甚者太阳之气乱，使血陷入而为蓄①，则热入血室而如狂。
其欲漱水，为热烁血液，不欲咽，因病在胃中血分，而不涉气分。既
曰气乱血亦乱，何以谓病在血分，而不涉气分？因气乱者，无形之火
也，无形之火，即所谓气有余即是火；不涉气分者，非因饮食有形之
物停留，非饮食停留，故非从外来，而是自内生之火，此火为阴火，
非阳火，故曰不涉气分。不涉气分则胃中自有水谷之津，所以不欲咽

---

① 蓄，原作"畜"，今据文义改。

也。虽胃火炽甚，但未现白虎诸症，而现血症，故所用者皆属血药。立方之妙，不专治胃，而用犀角、生地兼治其心；不但兼治其心，而用丹皮、白芍并治肝脾，皆凉血之药，全无运气之品，使生者存，而统者统，则血自安静，无烦火血分为二治也。

胃苓汤① （东垣方）

猪苓　茯苓　白术　泽泻　玉桂　苍术　厚朴　甘草　每服五钱，煎热服。

【方义】　此方治中暑伤湿、停饮夹食、腹痛、泄泻及口渴小便闭。东垣之方义，不过从外来之湿，汗而去之；内停之饮，利而去之而已。中暑必夹寒湿，因暑轻于寒湿，所以用玉桂之辛热，甘草之甘温，不配暑药以监制；苍术之苦燥，四苓之淡渗，不用润药以保肺也。所谓"能治夹食"，不无疑义。白术、甘草虽能运脾，肉桂之辛热虽能熏蒸，然无消导之品，能保无壅滞燥烈之患耶？即云方中厚朴亦能消导，然以十六铢②之白术，而用四钱之厚朴，壅多消少，且夹食则不止于食，必兼有饮，厚朴仅能稍得下降之势，何能制白术之壅滞，故仅可施于食少不足之人，而不可因有治夹食之名，而施于食多强壮之人也。

消渴饮 （丹溪方）

黄连　花粉　生地汁　藕汁　牛乳　各等分，将花粉、黄连末调服；加蜜为膏，噙化亦可。

---

① 胃苓汤，此方中应有陈皮。
② 铢，古代重量单位，说法不一。《汉书》谓"二十四铢为两"，应劭曰"十黍为絫，十絫为一铢"，唐代以后一钱合二铢四絫。供参考。

【方义】　此方治渴症胃热，善消水谷。盖上消为肺热，下消为肾热，中消为胃热，皆火也。胃为水谷之地，津液最多，所以游溢精气，散归五脏而不燥竭。今则心移热于肺，传为膈①消，肺金受烁，始则求之胃液，胃液已烁，而后求之饮水，是渴之由来也。胃中燥渴，则脾亦成燥土，而运化加快，所以善消水谷。丹溪深明消渴之源，皆由心火，故用黄连、生地之苦，泻火以生津，花粉、藕汁之苦甘，以清金而润液，牛乳之润，补胃而腻脾，则火退、金清、土润，而消渴自愈矣。

升阳散火汤（东垣方）

柴胡　防风　葛根　升麻　羌活　独活　人参　白芍　甘草（炙十分，生七分）　每服五钱，加姜、枣煎。

【方义】　此方治肌热，表热，四肢发热，骨髓中热，热如火燎，扪之烙手。此病多因血虚得之，及胃虚，过食冷物，抑遏脾阳，并宜服之。盖血虚则火生，胃虚则气降，外感之邪，乘血虚而入，遏郁于肌表。内伤生冷，因胃虚而停，填塞于至阴，此火不得外越，而阳气不得上升，由是三阳之火伏，少阴受其熬煎，而肌表四肢骨髓无往而非热矣。其热之势，非若发越之热，此热如火燎，扪之烙手，愈扪愈热，蒸蒸然自内而至外，所以用柴胡以发少阳之火，升、葛以发阳明之火，羌、防以发太阳之火，独活以发少阴之火，火得外达，而邪自散矣。然而胃虚受伤，非补不振，故用人参、甘草补土而泻火，芍药泻火而敛阴，且酸敛甘缓、散中佐收，不致有损真阴，一发而不能遏也。火郁发之，而又有制伏之妙，诚良方也。

---

① 膈，原作"鬲"。膈消，即上消，以口渴引饮为主证，多属上焦燥热，心胃火盛。

足太阴脾经

本经起于大指之端，循指内侧白肉际，过核骨后，上内踝前廉，上腨内，循胫骨后，交出厥阴之前，上循①膝股内前廉，入腹，属脾，络胃，上膈挟咽，连舌本，散舌下；其支者，复从胃，别上膈，注心中。《素问·灵兰秘典论》云："脾者仓廪之官，五味出焉。"宜燥而不宜湿，宜温而不宜寒；乃后天生气之本，长血之源。

因于风 风中络，故下半身不遂；络连舌本，故言语謇涩；脾为中焦之气，连带脉环于腰，故腰痛；脾为至阴，故无汗身寒。其脉右关濡浮缓甚。治当温散，宜《千金》附子续命汤。

附子续命汤

麻黄　桂枝　防风　川芎　人参　甘草　白芍　干姜　附子

水煎，温服取汗。

【**方义**】　风中脾络，须从络达表。桂枝、麻黄驱太阳表邪以开腠理，防风为风药之长，川芎为血分风药，二味引风达外，交于太阳，故用麻、桂为君，芎、防为臣；然风中由于中虚，故以人参、炙草、干姜、白芍补之，使正旺而邪易散；更用附子之温经透络，助阳为佐，以交通表里；里外交治，风自不能逗留矣。

----

① 循，原无，今据《灵枢·经脉》改。

【权衡法】 喘而有痰，为脾气干肺，加杏仁、半夏、陈皮；厥冷为肺虚，气不达四肢，倍用人参，加白术。口涎出，手撒者，不治。

因于寒 寒中脾，则阳气不能生发，反郁郁不和，故腹痛，呕逆；运化失职，故便溏；脾主四肢，故四肢厥冷而或拘急；寒为阴邪，故口不渴；中气为寒扰乱，不能运化，则霍乱吐泻。脉沉细无力，治当温之，宜仲景理中汤。

理中汤

干姜 白术 人参 炙草 水煎，热服。

【方义】 干姜辛温，入脾散寒为君，白术、人参、炙草甘温入脾，助正却邪为臣，诸药均脾经主药，皆温补悦脾，不必引经，并无偏害，故无佐使。仲景一生扶阳本领，此汤见矣！

【权衡法】 腹痛甚，而便不甚利者，为气不和，加木香；腹不痛而利甚者，中气虚，加白术一倍；呃逆者，寒阻不通，加生姜、半夏；吐水色白而稠，为有饮，加猪苓、茯苓、泽泻；呕不止，加生姜、半夏，减甘草；脐下动气，将发奔豚，去术，加桂枝、茯苓以伐肾邪。

因于湿 脾为湿土，性恶湿，遇湿伤，则土虚而水胜，脾主四肢，故四肢肿而色悴；水伏中州，气为之不顺，则声短而腹满；水性顺下，故小便利而大便溏，甚则泻，其脉沉弦而涩。宜严氏①实脾饮。

实脾饮

白术 炙草 附子 干姜 草蔻 茯苓 厚朴 泽泻 木香 木瓜 苍术 大腹皮 水煎，食远服。

---

① 严氏，即严用和，宋代医家，著《济生方》。

【方义】　水性阴寒，聚于中土则土虚，故用白术、甘草，甘以补土为君；苍术、厚朴苦以燥湿，附子、草蔻、生姜辛以散寒，茯苓、大腹皮、泽泻淡以渗湿，并以为臣；水阻则气阻，以木香调气；水散四肢，借木瓜酸收。总为土虚不能胜水而设，故曰实脾饮。

【权衡法】　喘者，水入肺，加麻黄、杏仁，减草蔻、干姜、附子、木瓜、白术，名开鬼方（《千金方》）；渴不欲饮，加半夏。

因于火　火善消谷，脾有火则易饥；口为脾窍，故口臭；火烁津液，故燥渴；脾主肌肉，故肌热。脉沉数有力。宜河间泻黄散。

泻黄散

防风　藿香　石膏　甘草　各等分为末，煎服，蜜调亦可。

【方义】　经云"火郁发之"，防风、藿香轻浮升发以散其火，石膏、甘草甘辛寒凉以清其火，皆能达表发散，使火外泄。脾之火非郁不生，火既因郁而成，若复用大苦大寒之品治之，是重其郁。故东垣有升阳散火汤，河间有泻黄散，皆深明"火郁发之"之义。然有用大苦大寒主治者，是传经之火，其本在所传之经，非脾经正火，故治法有别。

【权衡法】　易饥即中消症，加元明粉、生地汁、梨汁；面黄为湿郁成火，加苍术、茵陈、黄柏；小便短数，大便燥结，皆水为火灼使然，加知母、柿汁、冬蜜①、滑石；渴甚加知母、葛根、花粉。

因于燥　心火盛，累及其子，煎熬既久，则脾血不足，津液干涸，故口渴而燥，心下�恫恫然②，似嘈非嘈，空空然也，得水润之则

———————————

①　冬蜜，广义指冬季收获的蜂蜜，狭义指鹅掌柴花蜜，是南方特有的冬季蜜种。此处似指前者。

②　恫恫然，恐惧的样子。

稍止；血不足，脾无所统入营，故肌肤干燥；脉涩而劲者，气有余而血不营也。当润之，宜《本事》黄芪膏。

黄芪膏

生地（水浸取汁）　麦冬　阿胶　熟地　饴糖　黄蜜　知母　柿汁　归身　黄芪（酒炒）　各等分，先将药煎就，内阿胶，蜜收成，不论时刻，渴即服此。

【方义】　生地、麦冬治燥之源，阿胶、熟地治燥之标，饴糖、黄蜜治燥之地，知母、柿汁治燥之子，当归、黄芪治燥之表。盖清心则火不生，滋肾则水自来，润脾则津不涸，治肺则金不焦，治营则血自运。故本方为脾燥良方也。

【权衡法】　属膏，无权衡法。

因于气　气阻则清气不升，浊气不降，混杂其间，故腹满，胁下气闷；阻久，则上下不通，甚则饮食不下，大便不通，形如鼓急，名曰气鼓。脉见沉细而涩，有力，治当升清降浊，宜《三因》调中汤。

调中汤

升麻　葛根　槟榔　沉香　木香　水煎服。

【方义】　用升麻、葛根以升清，槟榔、沉香以降浊，木香调和其间，则气之混杂自清矣。

【权衡法】　喘者，肺亦病，加莱菔子、香附；因怒而起，肝亦病，加青皮、柴胡。脐凸筋露，饮食不进者，死。

因于血　脾不能统血，亦不能藏血，瘀血积于脾中，留于散膏[①]

———————————

①　散膏，指脾脏周围的组织。《难经·四十二难》："脾重二斤三两……有散膏半斤。"

之间，故中不空。散膏乃通气入胃之门，为接胃气通肺之地，故呼吸间隐痛。痛在脐左上动脉间，乃脾之部也。其脉右关涩，沉候歇至。治合温散，宜洁古①逐瘀汤。

逐瘀汤

干姜　归身　木香　延胡索（酒炒）　水煎，食远温服。

【**方义**】　干姜辛温入脾散血，为君；归身辛温活血调血，为臣；木香香温调气，气行则血行，用为佐；延胡索气血总药，能去气血之滞，用为使。气血两和，瘀自逐矣。

【**权衡法**】　痛甚，重用木香；虚者，当补之以去血，加白术；服后不效，因血药少，加归尾、桃仁。

因于虚　虚者，或因饮食失节，生气者少；或因劳役过度，耗气者多，不由外邪，故曰内伤。气足则运化健旺，清升浊降，腹内调和；今运化衰微，是以清气在下则泄生，浊气在上则胀生，且不统血至营，布气至卫；营为阴，卫为阳，阴衰则热，阳衰则寒，此所以恶寒发热也；中气一虚，百体无以禀气，故于心则烦，于肾则骨痛，于肝则目眩晕，于肺则气短，于胃则懒食，于四肢则倦，于肠则利，于表则自汗，于口则渴，于脉则大而虚，且以血无所统，则上吐衄，而下便血。东垣深知土为万物之母，必得春生之气，而万物化生，悯世人好用苦寒戕伐，致人夭旺者多。故立补中益气汤，为补土之绳墨。

补中益气汤

黄芪　白术　人参　炙草　陈皮　归身　升麻　柴胡　生姜大枣　煎服。

------

①　洁古，即张元素，金代医家，河北易州（今易县）人。

【方义】　黄芪、人参乃补气之主药，而以黄芪为君、人参为臣者，盖治后天水谷之气虚，非先天之元气虚；甘草、白术乃脾虚主药，而并以甘草为臣者，盖甘草之甘，并无杂味，为中和之品，温中不燥；白术甘中带苦，补中有燥，故用为佐。此四味以补虚壮阳也。然药偏壅塞，复恐虚难骤补，用陈皮为佐以通之，使无饱胀之虞，犹嫌燥烈，恐津涸难投，又用当归为佐以润之，使无干涸之患，此二味所以救偏制过也。然清浊犹未分，更以升麻、柴胡为使，升麻升清阳，清升则浊降，用柴胡升少阳之木，使条达，不横来克土，此二味又为清浊不分、防微杜渐而设。一方之中，补中佐泻，燥中佐润，升中佐降，允为万古救土良方。

【权衡法】　血不足重用归身；精神少加人参、五味；肺热咳嗽去人参；咽干加葛根；头痛加蔓荆，痛甚加川芎；脑痛加藁本、细辛；风湿相搏，一身尽痛，加羌活、防风；有痰加半夏、生姜；胃寒气滞加青皮、蔻仁；腹胀加枳实、厚朴、木香、砂仁；腹痛加甘草、白芍；有寒加玉桂；湿胜加苍术；阴火加知母、黄柏；阴虚加熟地、山萸、山药。

附　方

归脾汤（《济生方》）

人参　白术　茯神　枣仁　龙眼　黄芪　归身　远志　木香
炙草　生姜　大枣　煎服。

【方义】　本方治思虑过度，劳伤心脾，怔忡健忘，惊悸盗汗，发热体倦，食少不眠；或脾虚不能摄血，致血妄行，及妇人经带，脉左寸空大，右关虚者，亦有涩者。心生血、肝藏血、脾统血，统血之权一失，外不能和营，内不能溉脏，而诸症现矣。心虚则怔忡健忘、惊悸盗汗，脾虚则发热体倦、食少不眠，肝虚则血上下妄行或妇人经带病，原因皆由思虑伤脾所致。盖脾虚则水谷火之气少，绝生血之本，故心病。心病则化血之本衰，藏者无可藏，肝亦病矣。其脉左寸空大，右关或虚或涩。经云"治病必求其本"，故用人参、黄芪、白术、甘草补气以统血，大枣、茯神、龙眼补心以生血，归身为血药之长，木香为气药之长，以调肝和血，使各得其所，由是则火生土，而土自健，气统血，而血自藏，则诸症自愈。诸药或治肝，或治心，皆为脾不统血而设，故曰归脾。

当归补血汤（东垣方）

黄芪（炙）　　归身（酒洗）　　水煎，空心服。

【方义】　本方治伤于劳役，肌热面赤，烦渴引饮，脉大而虚，非白虎证。血虚补气，人知之矣。气能生血之义，或有所未知也。夫血由水谷之精所化，其主在脾胃。心虽主血，不能生无根之血也。经云："饮食入胃，散精于脾，脾气散精，上输于肺，肺气施布，淫气归心，此生血之源也。"所以补气则饮食进，而施化便源源而来，此补气生血之所以然也。今以劳役过度则土伤，土伤则血绝其源，有去而无来，故血少。少则阴虚发热，热在肌，面赤烦渴引饮，症类白虎，脉不洪而虚，故非白虎证。然不用人参而用黄芪者，盖人参补先天元气则捷，补后天水谷之气则不捷，补守中之气效，补托表之气则不效也；不若黄芪之表里兼补，独治后天，易为功也。而当归为使，以使新补水谷之气速达心经而化血，则虽是补气，仍是补血，故名补血汤。

四君子汤（《局方》）

人参　白术（土炒）　　茯苓　甘草　姜、枣煎。

【方义】　本方治一切阳虚气弱，脾衰肺损，饮食少思，体瘦面黄，皮枯毛落，脉来细软者。盖脾生气，肺统气，脾肺一虚，则气弱。是以饮食少思，诸虚症现。气虚则脉来鼓动无力，故细且软。人参、茯苓补肺生水，白术、甘草补脾生金，皆气分中和之品，故曰君子。

痞气丸（东垣方）

黄连　厚朴　吴萸　白术　黄芩　茵陈（酒炒）　炮姜　砂仁　人参　茯苓　泽泻　川乌（炮）　川椒　玉桂　巴豆（去油）　蜜丸，灯心汤下五丸。治脾积在胃脘，大如盘，久不能愈，令人四肢不收，或发黄疸，饮食不为肌肤①，脉沉滞有力者。

【权衡法】　本方加菖蒲、丹参、茯神、红豆，减吴萸、白术、茯苓、泽泻、茵陈、川椒、砂仁，名伏梁丸，治心积，起脐上至心下，大如臂，令人烦心；本方去茱萸、砂仁、桂、术、苓、泻，加柴胡、莪术、皂角、昆布、甘草，名肥气丸，治肝积，在左胁下有头足，令人发咳，痎疟不已；本方去砂、术、萸、芩、茵、泻，加紫菀、桔梗、天冬、白蔻、陈皮、青皮、三棱，名息贲丸，淡姜汤下，治肺积，在右胁下，令人洒淅寒热、喘咳、发肺痈；本方除吴萸、白术、砂仁、人参、干姜、川椒、甘草、黄芩、茵陈，加菖蒲、丁香、附子、苦楝、延胡、独活、全蝎，名奔豚丸，盐汤下，治肾积，发于小腹上至心下，若豚状，上下无时，令人喘咳骨痿，及男子七疝，女子瘕聚带下。五脏之积虽不同，而致积之由，皆因脾气不运。盖脾统血，脾不运则气滞血凝，各经皆可成积，故方虽加减，各有引经，而健脾消痞之药同也。

---

①　饮食不为肌肤，出自《难经·十四难》："三损损于肌肉，肌肉消瘦，饮食不为肌肤。"因脾主肌肉，脾气虚损，饮食不能化气充实肌肤，故肌肤消瘦也。

手少阴心经

本经起于心中，出属心系，下膈，络小肠；其支者，从心系上挟咽，系目系；其直者，复从心系却上肺，下出腋下，循臑内后廉，行手太阴心主之后，下肘内，循臂内后廉，抵掌后锐骨之端，入掌内后廉，循小指之内，出其端。《素问·灵兰秘典论》云："心为君主之官，神明出焉。"其脏外阳内阴，宜静宜清，苟不养之，即有病矣。

因于风 风为阳邪，善动而数变，故其现症，多搐而瘛疭。心主神，故昏愦不觉，心主营血，故肌发痒而寒热，脉左寸浮缓者，治当散之，宜丹溪独活汤。

独活汤

独活五钱（君） 羌活五钱（君） 防风三钱（臣） 细辛三钱（臣） 桂心三钱（臣） 当归三钱（臣） 川芎三钱（臣） 半夏二钱（佐） 人参二钱（佐） 茯神二钱（佐） 白薇二钱（佐） 远志一钱（使） 菖蒲一钱（使引经） 加姜、枣煎，温服取汗。

【方义】 本方乃手少阴散邪主药，所以佐以足厥阴之品者，盖以瘛疭等症虽属心症，不能不动肝之筋，故以二活、防风去风，细辛、桂心温经。风必有痰，故用半夏。风必血滞，故用川芎、当归，皆辛以散之。神为风扰必不安，故用人参以安之，茯神、远志以佐之；窍为风遏，故用菖蒲以通之；风必有火，故用白薇以降之。不用大苦之品，而用白薇之微苦，以其能降能散也。如是则风去神清，诸症自平矣。

【权衡法】　如有痰声者，乃兼手太阴症，本方去桂、参，加麻黄。如不甚昏愦，邪入未深，本方去菖蒲。渴者，去桂。如无寒热，脉必涩，其邪深，用菖蒲为臣，去羌活。如前症再加厥冷，脉必沉细而涩，此心肾合病也，本方去川芎、当归、茯神，加附子、麻黄。但热不寒、口燥、面赤，此风扇火炎也，本方去辛、芎、桂、参，加黄连、连翘、牛蒡。如昏迷，目上竖，声如曳锯者，为心绝，不治。

因于寒　寒性凝滞，滞则血结于中，故当心而痛，心主脉，寒搏于中，则筋脉亦痛，脉必左寸沉迟，宜洁古桂香温君汤。

桂香温君汤

桂心一钱二分（君）　　藿香一钱二分（君）　　附子八分（臣）归身八分（臣）　　延胡索七分（酒炒）　　石菖蒲五分（佐）　　细辛三分引经　水二盏，煎五分，频服。

【权衡法】　呕吐加生姜、半夏。手足冷、脉伏，痛极使然，加桂、附一倍，服后脉不起、自汗者，不治。脉芤或涩者有死血，加桃仁、红花、炮姜。

因于血　血积则七窍不通，故其人如狂；血阻则脉亦阻，故左寸见歇至；血阻则不能华面，故面多青色间白；血阻则不能溉络，故舌筋强，宜《千金》红花汤。

红花汤

乳香三钱（去油）　　没药三钱（去油）　　红花二钱　红曲①二钱

---

①　红曲，系酿造工艺的副产品，甘平无毒，入肝、脾、大肠经，活血化瘀，健脾消食。

归身二钱　归尾二钱　大戟二钱（醋炙）　丹皮一钱五分　丹参一钱五分　麝香一分（另冲）　菖蒲五分　鸡心槟榔一钱（磨）　用猪心一枚煎汤，取汤煎药，饱食温服。

【方义】　乳香、没药去瘀止痛，为君；红花、归身、归尾、大戟、红曲破血活血，为臣；郁久必有火，故用丹皮、丹参之苦以生新，去瘀清火，为佐；郁久需通，故用麝香、菖蒲之香窜辛散为使。用鸡心槟榔者，血药佐气药，气行而血易散也。用猪心煎汤者，同气相求，为引经而易入也。

【权衡法】　胸痛有寒加肉桂。口渴头汗为有火，加酒浸大黄。服后痛为邪将散，加当归为君，减没药。邪去后，用四物汤，继用养心汤。舌如猪肝，或青色，四肢厥冷过肘膝，目直声嘶者，不治。

因于火　火性上炎，故舌燥喉痛而颧赤；火逼神乱，故口出狂语；火腾血逆，故血衄；火烁心阴，故烦热。心与小肠为表里，移热于小肠，故小便赤。脉见洪数，宜仲景黄连泻心汤①。

黄连泻心汤

黄连四两　连翘四两　甘草二两　木通一两　丹皮五钱　山栀五钱（炒黑）　上②咬咀，以水二升，煎取一升，温服。

【方义】　苦入心而泻火，故用黄连、连翘之苦为君；心欲缓，急食甘以缓之，故用甘草为臣。然火非下降无出路，故佐以木通之苦以降之；火必有伏，故使以丹皮、山栀以搜之。有泻、有缓、有降、有搜，火无所留，诸症自愈。

【权衡法】　目眩，火兼风，加天麻。渴甚，加元参、麦冬，

---

① 黄连泻心汤，此非仲景方。
② 上，原作"右"。今据文义改。

服后不应，加酒浸大黄。鼻衄不止，兼胃火，加犀角、生地。烦甚，火克肺，加人参、麦冬、淡竹叶。脉如雀啄，鼻衄成点者，死。

因于痰 痰迷心窍，故乍静乍乱，其形如颠①。神为痰惑，则神不正，故时见鬼。心窍在舌，为痰所阻，故舌不能言，左寸脉滑而有力，宜严氏涤痰汤。

涤痰汤

半夏二钱五分　胆星二钱五分（君）　枳实二钱　橘红二钱（臣）　人参一钱　茯苓一钱（佐）　菖蒲一钱　竹沥廿匙　甘草五分　加生姜煎汤服。

【方义】 痰非辛不能散，故用半夏、胆星为君以散之；气顺则痰行，故用橘红、枳实以顺之；神为痰扰，故用人参、茯苓以安之。痰有火必燥，窍有痰必闭，故用竹沥、胆星以润之，菖蒲、生姜以宣之。使以甘草者，以缓枳实之坠，得以守上焦也。

【权衡法】 目眩为风痰，加天麻、白附、皂角。口渴烦闷者，为火痰，加连翘、花粉。两目白珠黄而鲜明，口不渴为湿痰，加苍术、防风。如服后不效者，加牛黄。

因于虚 虚则血不养心，神不守舍，故怔忡、夜梦不安。血不充营，故自汗。心虚，则相火代为用事，浮于上，故口舌生疮，咽喉痹痛，左寸右尺脉数而无力，宜《济生》养心汤。

养心汤

黄芪三钱　人参三钱（君）　炙草二钱　归身二钱　川芎一钱

---

① 颠，通“癫”。

柏子仁一钱（臣）　　肉桂八分　枣仁一钱五分　北五味八分　半
夏曲七分（佐）　　远志七分　石菖蒲七分（使）　　水煎温服。

【方义】　　血由饮食之精液所化，其主在脾胃，脾胃之气足，
则心血易生，故用黄芪、人参、炙草以补土为君。血由土生，又赖
心化，故用归身、柏子仁、川芎以补心为臣。相火动于下，须引火
归原，故用玉桂为佐以导之。神不守舍，故用枣仁、五味为佐以
收之。然火动痰生，故用半夏为使以散之，用曲者，忌其燥也。心
血虚，不能交通肾水，故用菖蒲、远志为使以通之。由是而心得
养，诸疾自已矣。

【权衡法】　　如吐衄者，血上逆也，去川芎一钱。无汗减芪为臣，
加人参为君。神清无痰，减半夏，加麦冬。咳嗽为火克金，加沙参、
麦冬。发热为阴虚，加地黄、丹皮、丹参、玄参、桔梗，减芪、芎、
半夏、玉桂，即天王补心丹。神气浮躁，加辰砂、黄连。前者无热，
故用阳药。后者有热，故去阳药，二汤用法，只此分别耳。

附　方

附子泻心汤（仲景方）

大黄二两　黄连一两　黄芩一两　附子一枚炮，去皮，破，别
煮取汁　将甘澜水①煎，服时内附子汁。用甘澜水者，取其速下也。
另煎附子以冲之者，取其各自一家，各出其力，以各成其功也。

大黄黄连泻心汤（仲景方）

大黄二两　黄连一两　以甘澜水二升，煎取一升，温服。

【方义】　　附子泻心汤治伤寒心下痞，而复恶寒汗出者。大黄黄
连泻心汤治伤寒心下痞，按之濡，关上脉浮者。二汤皆是太阳误下成

---

①　甘澜水，也称劳水，即"流水勺扬万遍"。

痞之症，一则因虚寒凑闭而成痞，一则因郁热上逆而成痞。故一用芩、附，一减芩、附，其要全在恶寒汗出与脉浮有别耳。然则去附子而用芩可也，何故亦去黄芩？殊不知关上见浮，乃轻浮易散之邪，非若洪大之脉，必用黄芩以泻大肠。然则虚寒凑闭而用芩者何？因下后邪入，上凑虚寒，故以附子之辛以驱寒，又恐附子辛热，对入里之热邪有碍，故用三黄以制附子之热，不致邪热上浮，侵肺及心。寒温并剂，各相制服，用药之妙，于斯极矣。至误下成痞，乃属虚痞，在心下（膻中）按之濡而不痛，非若结胸之在胸，按之硬而痛也。

半夏泻心汤（仲景方）

半夏八两　黄连一两　黄芩　炙草　人参　干姜①三两　大枣十二枚　水一斗，煮取六升，日三服。

【方义】　治伤寒下太早，胸满不痛而成痞，身寒而呕，饮食不下，非柴胡症。呕而满一似柴胡症，但身寒，不往来寒热，且满在胸，而不在胁，非柴胡症。乃是下早邪入搏饮之痞症，用芩、连以治痞，苦先入心，降阳而升阴，用半夏、干姜者，是以涤饮以止呕也。痞因虚所致，故用人参、甘草、大枣补虚。其不用生姜而用干姜者，因恶其辛散，引液上奔也。

生姜泻心汤（仲景方）

生姜四两　炙草三两　人参三两　干姜一两　黄芩三两　半夏八两　黄连一两　大枣十二枚　以水一斗，煮取六升，日三服。

【方义】　治解后②胃中不和，心下痞，干呕食臭，完谷不化，

---

①　据上下文义，"干姜"后应有"各"字。

②　解后，即表证汗出解后。

胁下有水气，腹中雷鸣下利。着眼全在"胃中不和，腹中雷鸣"八字。是胃气虚弱，热邪注于腹中，与阴水为伍，搏饮心下，甚则下利。其异于前痞症诸方者，前因误下，此因汗后，然不因下而心下痞，必其人胃气素虚，发汗复亡其阳气，致阴邪内结，与饮为朋，治当以逐饮为主，饮去而邪自散。故用二姜、半夏散饮以通隔，人参、甘草、大枣补虚以和中，胃足而水自走，饮散而隔自通；然痞居心下，邪伏于上，辛能驱饮，而不能逐热邪，故仍用芩、连之苦，以治其痞也。

甘草泻心汤（仲景）

甘草四两　黄连一两　干姜三两　半夏八两　黄芩三两　大枣十二枚　水一斗，煮取六升，日三服。

【方义】　此方治伤寒中风，医反下之，下利谷不化，腹中雷鸣，心下痞硬而满，干呕，心烦，医复下之，其痞益甚，此非热结，但以胃虚，客气上逆，故使硬也。此方即生姜泻心汤去生姜、人参，而倍甘草、干姜，不专治热结，并治胃虚。既治胃虚，正宜用参，何反而去之？以胃经在下，虚而加寒，急则治标，当以温中为要。人参温中之力缓，故去之，倍甘草配干姜而中即和矣。生姜之去，似乎不必，不知复下益痞，是痞因虚而益硬，非邪也，虚则生姜之散，益耗其中，故倍用干姜代之以温胃开痞，而君以甘草，则甘温之益虽无人参而有恰当之妙；若芩、连、夏、枣，不过泻心汤之偏裨耳，但易一主将，而三军效命，无不各尽其力，制方抑何神哉。

手太阳小肠经

本经起于小指之端，循手外侧、上腕，出踝中，直上循臂骨下廉，出肘内侧两筋之间，上循臑外后廉，出肩解，绕肩胛，交肩上，入缺盆、络心、循咽、下膈，抵胃，属小肠；其支者，从缺盆循颈上颊，至目锐眦，却入耳中；其支者，别颊上出抵鼻，至目内眦，斜络于颧。《素问·灵兰秘典论》云："小肠者，受盛之官，化物出焉。"其职主受胃之糟粕而传于大肠，贵流通而不宜滞。

因于风　风入小肠则隔胃，故饮食下则吐而当脐痛。风阻则气滞，故其形痦而小便不利。风乃无形之物，故按之濡。宜《千金》葱白薤韭汤。

葱白薤韭汤
葱白　薤白　韭白　水煎，冲姜汁顿服。

【方义】　风乘络虚而入，治必由络而出，葱白辛臭，中空能通络而出表，故用为君。薤白气多于味，能佐葱白外行，故用为臣。韭善下行，最散滞气，使由小便出，故用为佐。药虽三味，治法毕具矣。

【权衡法】　如小便赤者，风兼火也，加木通。便时隔隔不通，色白者气也，加乌药、茴香。

因于寒　寒则气凝不通，故当脐痛，小腹睾丸之络，内通小肠之支络，故睾丸长坠痛引小腹，得热则减。其状累累贯小腹，时时上下，故名狐疝。宜《千金》五香劫疝散。

五香劫疝散

肉桂　丁香　茴香　沉香　降香　木香　上六味为粗末，水煎温服。

【方义】　温能散寒，香能散气，故用玉桂、丁香为君以散之。沉香重坠下降，茴香辛甘横行，可以调滞气于下焦，故用为臣。木香为诸气领袖，且能入肠舒结，故用为佐。降香直达睾丸，故用为使。气顺寒行，诸症退矣。

【权衡法】　腹中有呱呱①声，为寒兼水，加猪苓、泽泻。睾皮湿如汗，寒兼湿，加独活、苍术。足冷肾寒，加附子、细辛。

因于火　火必连及心，其气相通也。故面赤狂躁，口糜舌疮，咬牙口渴。火炽肠内，则水沸液涸，故小便淋痛而色赤。脉左寸或左尺洪者，宜钱乙导赤散。

导赤散

生地　木通　竹叶　甘草梢　等分煎服。

【方义】　小肠火炽上累及心，故用生地之苦以凉之，竹叶之甘寒以清之。此急则治标。然肠中之火终不能去，故用木通之苦降而利之。犹不达茎，故用甘草梢之甘寒而解之。此治其本。标本皆治，其症有弗消乎！

【权衡法】　吐衄心火炽，加犀角、连翘；渴甚加花粉；躁甚加黄连、麦冬。

因于湿　湿气凝滞郁蒸则为热，湿热相并，注于下则犯膀胱，

---

①　呱呱，拟声，如青蛙等的鸣声。

故淋痛而小便不通，尿血小腹肿满；逆于上则热气冲心，故咽干口渴，甚则烦心。此皆湿热蔓延，两尺或左寸脉弦躁者，宜《局方》八正散。

八正散

木通　瞿麦　萹蓄　滑石　车前　甘草梢　山栀（炒黑）　大黄（酒浸）　加灯心　各等分，为粗末，水煎温服。

【方义】　湿热相并，湿为本，热为标，治热先治湿，故用木通、瞿麦、萹蓄之苦以利之，车前、甘草梢之苦甘以分之，此治湿兼治热；湿既治而热未能即去，故又用大黄、滑石、山栀之寒以降之。此治热兼治湿，湿热两治，皆属正兵，故曰八正散。

【权衡法】　如咽不干，口不渴，邪在下，去山栀、大黄；便不赤不痛，为无热，加木香、茴香、肉桂，减滑石、大黄、栀子；呱呱有声，大便泄为有水，加茯苓、猪苓、泽泻，减滑石、大黄、山栀。

因于虚　

虚则受盛不能持久，势必速入大肠，则水谷混杂于阑门，故小便浑浊，大便溏滑。阑门之气乱甚，则大小便易位而出，名曰"交肠症"。脉左尺细濡，右尺洪大而有力者，宜《千金》分清饮。

分清饮

大黄　硝石　木香　茴香　牡蛎　禹粮石　水煎温服。

【方义】　因虚气乱，是虚为乱之本。然急则治标，应予开通大肠，用大黄为君，硝石为臣，佐以茴香、木香以调其气，使大小便俱从大肠出；又法止治小肠，下通小便之门，使大便不得混入小便，用牡蛎、禹余粮之涩以固阑门，使大便无从入小便。一剂后，小便无粪，减大黄、硝石，加车前、草薢，仍开小便之门；加粟壳，使小便不得入大便。用牡蛎为君，正治小肠虚。若止有虚人不能下者，加人参以防其脱。变换莫测，加减神妙，无复权衡。

附　方

桑螵蛸散（寇氏[①]）

人参　远志　茯苓　菖蒲（盐水炒）　桑螵蛸（盐水炒）　龙骨（煅）　当归　龟板（酥炙为末）　各等分，为粗末，水煎，卧时下[②]。

【方义】　治小便频数，安神魂，补心气，疗健忘，脉左寸虚大而数者。此心移热于小肠之症，心虚则易动，病本在心，故小便短数不用利小便之药，而用补心养阴之药，㘣庵云"小肠病累及心"，误矣。唯心虚，故用人参、茯苓以补之；心虚不能下通于肾，故用远志、菖蒲以通之；心虚则血不养阴，故用当归、龟板以养之。此皆治本之药。然小肠亦虚，故受心热所传，用螵蛸、龙骨固之以治标，由是心足则火清，火清则肠自清，而小便调矣。彼神魂不安、气虚健忘诸症自愈。

---

① 寇氏，即宋代寇宗奭，著《本草衍义》。
② 下，服下之义。

足太阳膀胱经

本经起于目内眦，上额，交巅，其支者，从巅至耳上角，其直者，从巅入络脑，还出别下项，循肩膊内，挟脊，抵腰中，入循膂，络肾，属膀胱；其支者，从腰中下挟脊，贯臀，入腘中；其支者，从膊内左右，别下贯胛，挟脊，内过髀枢，循髀外，从后廉下合腘中，以下贯腨①内，出外踝之后，循京骨至小指外侧。《素问·灵兰秘典论》云："膀胱者，州都之官，津液藏焉，气化则能出矣。"宜通而不宜闭，宜润而不宜燥，为诸阴主气，而统辖乎营卫，为邪初入之门。

因于风　风为阳邪，卫先受之，卫既受邪，不能外卫乎营，而风邪疏泄，则汗自出而恶风；阳脉浮者，风在卫也；阴脉弱者，营无邪也；邪并于阳，则阳实而凑阴，阳胜则热，故发热；脉上头，故头痛；风遏腠理，则肺气不宣，故鼻鸣；肺气不宣则气逆，故干呕。法当解肌，宜仲景桂枝汤。

桂枝汤

桂枝　芍药　甘草（炙）　生姜　大枣

上五味，㕮咀，以水七升，微火煮取三升，去滓，适寒温，服

---

① 腨，原作"踹"，今据《灵枢·经脉》改。

一升，服已须臾，啜热稀粥一升余，以助药力，温覆，令一时许，遍身絷絷微似有汗者益佳，不可令如水流漓①，病必不除。若一服汗出病瘥，停后服，不必尽剂；若不汗，更服，依前法，又不汗，后服小促其间，半日许令三服尽；若病重者，一日一夜服，周时观之；服一剂尽，病症犹在者，更作服；若汗不出，乃服至二三剂，禁生冷、黏滑、肉面、五辛、酒酪、臭恶等物。

【方义】　卫不外卫而中风邪，已将营血漏出成汗，若不即为固营实表，则邪将入营，故不必着意治卫而治营也。桂枝辛温入营温血，力足以拒卫邪使之外出，故用为君；白芍酸收入营敛血，力足以固营阴使邪不犯，故用为臣；此一为御外之师，一为安内之将，内外各司，中间无一联络之稗②将，不无关隔难通，故又佐以甘草之甘，调和于桂、芍之间，使之内外交孚，并力建功；然而兴师保障，尤藉军需，既患城廓不坚，又恐空城难守，不得不资藉脾中津液，以为充实营卫之地，故又以姜、枣之辛甘，一以助桂枝伐邪，一以行津充饷，然后席卷风邪，营卫得和也。又观方中服药法极为详备，可知仲景救表之微旨。仲景以姜、枣助胃以行脾液，犹恐未济，必啜粥以助之，且不可令汗太多以走营阴，使邪留而正去，病反不愈也。谁谓汗之一法，可不谨慎乎哉！

又治脏无他病，时发热汗出而不愈者，为卫气不和，先其时发汗则愈。其义：盖以无里症而时发热、自汗久而不愈，非中风症，而是阳气不固，营阴外泄之症；因卫气不和，则仍是桂枝汤症，但服法有别，须先其时服之，使卫气因汗出而和，其症自愈。或云，此既无汗，何云发

---

① 流漓，意同淋漓，沾湿或流滴貌。
② 稗，小，喻微小、琐碎。

汗，白①：此乃助胃气升腾，虚回由正气宣发之汗，非君麻黄汤发表邪之汗也。

又治常自汗出，外不谐于卫气，宜汗之以和营卫则愈。其义：盖以前条卫不与营和，此条营不与卫和，皆非中风，故上条无头痛，此条无发热也。缘桂枝汤为和营卫之主方，故凡营卫不和者，咸宜之。

又治外症未解，下之，仍欲解外者。其义：盖以太阳中风，而外症未解，医乃误下，下之而外症仍在，未成坏症，仍当和表。

又治太阳发汗不解，下后脉浮，仍当解外者。其义：盖以前条未汗先下，而外症仍在，此条先汗后下，而外脉不除，前条凭症，此条凭脉。

又治伤寒发汗已解，半日许复烦，脉浮数者。其义：盖以发汗已解，半日而烦，浮紧变数，则邪虽去，而尚有未尽者，留在卫分，营因汗后亡阴故烦，而紧者遂数矣。桂枝以和之，邪去而营敛，症自已也。

又治伤寒大下后复发汗，心下痞，恶寒，为表未解，当先解表者。其义：盖以误下致痞，知下之误，而复发汗，使方进之邪，还出表分而恶寒。仲景恐人因复汗后见恶寒为亡阳，故自注曰：表未解，又恐人因复汗过，竟攻痞，故又注曰：先解表。盖寒邪经麻黄发汗，虽有未尽，而营卫得汗后，已非闭固者可比，只宜和解，故亦宜桂枝汤。仲景虽不示脉，但从表未解三字，则知脉必浮。若脉沉，则又不可凭恶寒一症为表未解矣。从前注家皆指恶寒为复汗亡阳，余独以为方进之邪还出表分，盖伤风误下则成痞，伤寒误下则成结胸，因风为虚邪，寒为实邪也；伤寒误下仅成痞症，即表邪未尽入里之故，所以医者从此看出，误下而复汗之以救其失，则表邪方进之际，因表药而还出，恶寒之所以见也；若指亡阳，仲景何不从事温法，而曰解表，故知其非亡阳也。

又治下后下利清谷不止，身疼痛，用四逆救里；后便调，身疼痛，

---

① 白，似为"曰"之误。

当急救表者。其义：盖以前条因有恶寒、心下痞，是表里有邪，而无下利症，则表急于里，故先用桂枝解表；此条无恶寒而身疼痛，无心下痞而有下利症，是表里无邪，且表无自汗，里有下利，则里急于表，先用四逆救里；便调则里未脱，身疼痛则表未和，仍当急救表，否则，恐因自汗而至表脱亡阳之坏症，故曰急救。此桂枝缓急用法。

又治风家刺过风池及风府，仍当解表者。其义：盖以风家中风，两风牵合，若即用桂枝，新风未去，必致引动宿风，为烦为躁，故必先刺其穴，引出宿风，然后用桂枝汤以治新风，自愈矣。

【权衡法】　如发汗过多（指服麻黄），叉手冒心，心下悸，欲按者，营气已动，阳气已虚，芍药阴类不堪再投，减之，名桂枝甘草汤。

如误汗，遂漏不止，恶风小便难，四肢微急者，乃彻去卫护，风无所御，汗多亡阳，阳气不化而不能充拓①四肢也。虽非厥逆，亦宜温之，本方加附子一枚，名桂枝加附子汤。

如太阳误下，脉促胸满，乃下焦阳虚，致上焦之阳涣散无根，不能施布，客邪未犯，浊气先填，芍药酸敛去之，名桂枝去芍药汤。

如误下，脉促胸满，微恶寒，及伤寒八九日，风湿相搏，身体疼烦，不能转侧，不呕不渴，脉浮虚而涩。此一为下后阳虚，一为风湿凝结，虚宜温补，凝宜温散，本方去芍药加附子，名桂枝附子汤。

如发汗后，身疼痛，脉沉迟者，此因汗伤营阴，缘无恶寒、厥逆、自汗等阴寒症，脉虽沉迟，乃邪骤去而正未复之故，只须大养营阴，运行脾液，本方加白芍、生姜、人参，名桂枝新加汤。

如误下，腹满时痛，此因误下而邪陷入太阴，只须仍治太阳，使

① 充拓：扩充开拓。喻伸张。

邪升达，而加收敛脾阴之品，使不外泄。本方倍用芍药，名桂枝加芍药汤。

如误下，腹大实痛者，此邪陷久留于上部致滞者，遂实于中焦，似可急下，然阴实而非阳实，仍当升举阳邪，兼以破滞，使表里之邪各有去路。本方加大黄一两，名桂枝加大黄汤。

如下之微喘（本桂枝证），表未解也。表未解，则因下而郁结，肺气不得不降，气逆而为喘，本方加厚朴二两，杏仁五十个，以降逆气而解表，名桂枝加厚朴杏子汤。

如汗后，脐下悸，欲作奔豚，乃汗伤心营，肾气上凌也。芍药阴寒助逆，生姜辛散津液，皆不堪用。加茯苓以伐肾邪，甘澜水以降肾气，皆能助土制肾，名茯苓桂枝甘草大枣汤。

如太阳病得之八九日，如疟状，发热恶寒，热多寒少，面有热色，身痒者，此阳为阴持，不得小汗故也。本方减半，合麻黄汤一半，以和而小汗之，名桂枝麻黄各半汤。

如太阳病，发热恶寒，热多寒少，脉微弱者，此无阳也，不可更汗（指麻黄汤），宜桂枝和表中加麻黄、石膏以凉解之，名桂枝二越婢一汤。此症此脉，即首条阳症见阴脉，死是也。仲景于此，示人以活泼之机，全在无阳二字上看出活法来。盖有邪不得不汗，而又不可汗，莫若于桂枝汤实表法中，加麻黄以制白芍，则邪不敛，加石膏以制桂枝，则不助热。名虽用麻黄、石膏发汗，而实非发汗，名虽用桂枝实表，而实非实表，乃是和解其肌邪，使正不伤，而邪自去，然后从事扶阳则生矣。

如服桂枝二越婢一汤，大汗出，脉洪大，可再服。若形如疟，日再发，宜汗解。此亦表邪遏郁所致，但前条脉微弱，今变洪大，是前脉因表阳虚中夹邪，得桂枝、越婢之力，而邪从汗出，阳气暴回，已得洪大纯阳之脉，生机已转矣。然形犹如疟，邪虽去而未尽，即桂枝汤服法中所云：大汗出病必不除也。今脉得洪大，不妨以桂枝二分，合麻黄一分，以小汗之，名桂枝二麻黄一汤。

如太阳病，外症未除而数下之，遂协热而利，利下不止，心下痞硬，表里不解者，桂枝人参汤主之。盖以芍药酸收，恐其敛邪，故去之。虽有痞硬，而芩连泻心之属，并不可投。因数下而正阳已衰，只宜补正以却邪，于理中汤中加桂枝，温其内而解其外，使邪自去。

如伤寒脉浮，误以火逼亡阳，惊狂不安者，乃伤寒脉浮而不紧，其表素虚，今为火逼亡阳，以伤营血，而心神浮越，治唯安镇心神为主。虽有火邪亦不暇顾，恐芍药助阴，乃急去之，而加蜀漆，以济离中真火，而为追亡安集^①之主，更加龙骨、牡蛎极动极静之物，借彼飞伏之意，迎此散乱之机，一切安神之药，无所用之，名桂枝去芍药加蜀漆龙骨牡蛎救逆汤。

如火逆下之，因烧针烦躁者，较前之惊狂为缓。蜀漆人称飞将，症缓不堪急治，当减之；因火逆下之而复烧针，脾中津液必耗，不堪再行其液，姜、枣非其宜也，亦去之，名桂枝甘草龙骨牡蛎汤。

如服桂枝汤或下之，仍头项强痛，翕翕发热无汗，心下满微痛，小便不利者，乃邪扰多时，中气必虚，虚则津液少，少则不堪辛热以耗之，苦寒以伐之，是以服桂枝而表症仍在，服承气而里症未消，总缘中虚液耗，不能施布，表里之邪益复弥漫耳。只宜减去桂枝，加白术、茯苓以补中淡渗，使里邪自小便出；而姜、枣、甘、芍仍为和表，使表邪从外宣。不表而表，不下而下，全在白术奠安中州之力也，名桂枝去桂加茯苓白术汤。

如伤寒烧针令其汗，针处被寒，核起而赤者，必发奔豚，气从

----

① 追亡，追赶逃亡者，喻祛邪。安集，安定辑睦，喻扶正。

小腹上冲心者，先灸核上各一壮，以去核处之寒，再于桂枝汤内，更加桂以伐肾邪，使不凌上为奔豚。盖烧针伤营，致心惊动而肾邪乘虚上凌也，名桂枝加桂汤。

如伤寒二三日，心中悸而烦者，乃心之阳神已动，而里气已虚，虽有表症，即宜救里，本方加饴糖，以补中而润液，名小建中汤。

如脉皆涩微，尺中小紧，身体不仁，如风痹状，乃血痹也，得之血虚，汗出当风，宜大补营卫，和而却之。本方去甘草，恐其缓也，加黄芪，以固卫也，合之桂枝以解风，白芍以敛营，姜、枣以行津而和营卫，则气血足而营卫和，痹自去矣，名黄芪桂枝五物汤。

如黄汗症，发热，两胫自冷、身痛、身重、腰上有汗、腰下无汗、小便不利、如有物在皮中状、剧者不能食、腰髋弛痛、烦躁者，乃外之表不和，里之气不贯，由水气伤心，积久而病日深，致心火内郁，而阳气不化，所以有上诸症也。本方减白芍一两，加黄芪二两，一恐其营阴太敛，则郁不舒，一补其肺气，使施化得宜，合之桂枝全汤，统内而和外，补正以却邪，表里流通，正汗出，而黄汗自止矣。名桂枝黄芪汤。

如太阳症（即头痛、发热、自汗、恶风），身体强，几几然，脉反沉迟，此为痉。盖太阳症既备，则宜见太阳浮脉，今反沉迟，乃素因血不营筋，今挟风邪而燥，故成痉也，宜调和营卫法中，加润泽生津之品，以驱风而濡燥自愈。本方加栝楼①根三两，名栝楼桂枝汤。

如失精家，小腹弦急，阴头冷、目眩、发落、利清谷、亡血、失精，脉得诸芤动微紧，男子失精，女子梦交者，宜桂枝加龙骨牡蛎汤。经云："味归形，形归气，气归精。"故失精形气亦失也，治

---

① 栝楼，原作"瓜蒌"。

当以固精为第一义，然而饮食不充，精自何生，既为清谷，其中下之阳不足可知，若非升助其阳，而敛戢其阴，以和营卫而固精，徒仆仆于六味滋阴滞中之药，日戕其阳，欲冀其生难矣。本方虽为营卫之剂，亦能升中焦之阳，伐肝木之阴，姜、枣、甘草辈，皆为后天进食之宝，而加龙骨、牡蛎，以涩精固肾，为补阴之主，既不滞中，又能镇土，岂不宜哉！

如脉浮紧，发热汗不出者，不可与也。

凡服桂枝汤吐者，其后必吐脓血也。

酒客病，不可与服桂枝汤。

发汗后，水药不得入口为逆，桂枝不可服。

总而论之：仲景为立方之祖，桂枝为一百十三方之首，加减出入较他方倍多。营弱卫强者以之，卫不与营和者以之，营不与卫和者以之，加减一味二味，可以救表，亦可以救里，可以驱邪，亦可以卫正，无所不宜者，何哉？盖以此方之法简而该①，此方之药统而贯也。夫人身之阴阳，根于肾，而生于脾胃，发于心肺，而达于营卫。故营卫为表，心肺为表之里；脾胃为里，肾又为里之里。表困内求心肺，心肺不能资助，则下求脾胃，脾胃不能转运，则又下求之肾；肾竭而先天亡，先天亡而脾胃绝，脾胃绝而心肺营卫皆死矣。仲景深维其故，甫见自汗一症，为亡营卫之心计立法，救表于驱邪之中，为营卫不和者，作一维持不替之保障，而不致两相戕贼，以彻外卫，使阳神无廓以居也。是法可以使外邪不入里，可以使营气不外走，可以使脾胃之气振，可以使心肺之神宁，后天不困，先天不劳，疲者以兴，乖者以和，何其简而该哉！逐风则莫若羌、防，固汗则莫若黄芪，而兹独不用者，以其逐风而伤正，固汗而闭邪也，且羌、防能发表，而不能益中伐肾，能逐邪而不能救里；黄芪能固卫，而不能敛营平木，能补气

---

① 该，同"赅"。

而不能和营，皆属偏师，可一而不可二者也。用一桂枝，辛足以散，而甘又能补，既可表而又可里，所以统营卫而升发胃阳，伐肾气而折阴邪；白芍酸可敛营，而收脾阴，平肝气而益心血；配以姜、枣、甘草，同为一大和局，已足统内外上下之神师也。故加一味，减一味，而变化如龙之莫可端倪，在在①皆属其管辖，毋敢越职者，以药之统而贯也。后人不察，疑其止汗，疑其发汗，全不知仲景立方之旨，置而不用，动即以十神、芎苏、羌活等汤，致误药不救，可胜悼哉！余故不惮②烦，予以阐明之，并论大概于后，庶几仲景之旨，稍得明于十一，以冀后学者之得用也。

因于寒　寒为阴邪，营先受之，寒性虽凝滞，其初伤时，人身之阳，未致郁，则不发热，郁即发热也。故热有已发，或未发。伤寒之表阳不达卫，则必有恶寒，体重痛，呕逆；寒邪外凝，则太阳之经络不能流通畅遂，故在头头痛，在身身痛，附骨骨节痛，在腰腰痛，邪所在必凝滞疼痛也。无汗者，营既凝滞，卫亦固闭，非若风邪之疏散而有汗；喘者腠理不通，肺气不得外散而上逆；脉阴阳俱紧者，紧为寒结也，俱紧者，必六部浮沉皆有力，才是表实之脉，法当汗之，宜仲景麻黄汤。

麻黄汤

麻黄（去节）　桂枝　杏仁（研）　甘草（炙）　上四味，以水九升，先煮麻黄，减二升，去上沫，内诸药，煎取二升半，去滓，温服八合，覆取微似汗，不须啜粥，余如桂枝法将息。

【方义】　寒虽伤营，欲邪从汗出，非开卫气不可。卫气虽属太阳管辖，实为肺所主，欲开卫气，非肺药不可也。麻黄中空像③肺，

---

① 在在，处处，各方面。
② 惮，原作"悼"，今据文义改。
③ 像，原作"象"。

功专入卫以开汗孔，使营邪有门可出，故用为君；卫虽开，设营分无一温散解肌之臣以佐之，则邪终凝而不外走，故用桂枝为臣；邪虽外走，设肺中无一降逆透表之佐，则逆上之气不能循肺达表以逐邪，故用杏仁为佐；邪走而肺逆降，若营卫不能和谐，不但虑邪之不尽去，抑且虑汗之不止，故又用甘草为使，以其能和能缓也。观用甘草及后服法，取汗之微似汗，可以知保阳、慎汗之微旨矣。喻嘉言谓："麻黄发汗散邪其力最猛，故以桂枝监之，甘草和之，杏仁润下以止喘逆。"似是而几①矣。惜不明仲景立方之义。盖邪虽伤营，然无汗发热，则卫亦未尝宣通。麻黄卫药，乃此汤中开路大将，桂枝是营药，乃此汤中御邪大将，杏仁为麻黄偏将，甘草为桂枝偏将，是麻黄、桂枝里一层药，麻黄开腠理，桂枝解肌腠。在肌表一层，麻黄开之于前，桂枝继之于后，杏仁在前之后，甘草在后之后。一旅之师，部落井然，位置井然，真有制之兵也。若曰监之、和之，是不许麻黄开路，桂枝御邪，安望其能破敌也哉！

又治服发汗药热微除，其人发烦目瞑，剧者必衄，衄乃解，所以然者，阳气重故也，更宜麻黄汤。其义：盖以大青龙辛凉发汗，而误服辛温，致引动衄血，热虽因衄得解，而表之寒邪仍未解，故用此汤，以汗在表之邪。

又治伤寒脉浮紧，失汗致衄，仍当汗解者。其义：盖失汗致衄，乃邪外无出路，从营内寻空窍而出也，仍当此方者，以虽衄而表脉之浮紧不除也。

又治太阳阳明合病，喘而胸满不可下，宜发汗者。其义：正如喻嘉言云："两经合病，何以偏用麻黄汤耶？盖两邪胸胃相合，必上攻其肺，麻黄汤治肺气喘逆专药，用之恰当，正所谓内举不避

---

① 几，恐为"非"之误。

亲也，何偏之有。"

又治阳明病，无汗而喘，发汗则愈者。其义：盖阳明法多汗，今无汗，且脉浮而喘，则是未离太阳也，故亦宜此汤。

本方有外散膝理，内开肺结之功，故又可治哮喘。

【权衡法】　如汗出而喘，无大热，由于误用桂枝之后，致肺热壅塞，喘逆不止，虽汗出，亦由热蒸所致，当凉解之。本方减桂枝，加石膏，名麻黄杏仁甘草石膏汤。

如寒伤营，表不解，心下有水气，里水与表寒相搏，致令干呕，发热而咳，或噎而不能食，或喘而气上逆，或水逆上而小便不利；脉浮缓，身不疼但重，乍有轻时，非若少阳症四肢沉重无轻时；或因便不利而小腹满，短气难卧，或不知内有水气，仅用表药，服药致渴等症。此皆由素有蓄水，一逢表郁，则肺失输布，水随气上而作也。治当于表药中，佐温中辛散之品以散水，酸温降逆之品以肃肺，使表解水去。故本方去杏仁，恐其油滞也，加干姜、半夏以温中散水，细辛以温经逐水，五味、芍药以酸收降逆，名小青龙汤。

如表郁既久，水逆入肺，致肺胀，咳而上气，烦躁而喘，心下有水，脉浮，较小青龙证加烦躁，乃郁久生热也。于小青龙中加石膏治之，名小青龙加石膏汤。

如伤寒少阴证，但欲寐，脉沉，反发热者，此少阴阳虚，寒邪一伤太阳，辄犯入脏。然表邪未尽入里，尚有发热一症，为表郁，当表里双治，却邪温经以扶阳。用麻黄一味以发汗，加细辛以温少阴之经，附子以回肾阳，名麻黄附子细辛汤。

如伤寒少阴证，得之二三日，无里证，脉沉发热者，当微发汗，以邪尚在表，而脉沉属少阴故也，用麻黄、甘草以发表和中，加附子以壮阳，名麻黄附子甘草汤。

如外感，湿家身烦疼，从外来者，仍宜汗解，本方加白术，以健中逐湿，并麻黄汤从汗出也，名麻黄加术汤。

如风水虚胀，脉沉，属少阴阳虚，水因气阻皮毛，内虚表实，治宜外发其汗，内温其阳。用桂枝恐其表实，用杏仁恐其滑泄，故去之，加附子以温里，名麻黄附子汤。

如一身面目黄肿，脉沉，若小便不利，为热在下焦，宜洁净府；若小便自利，为热郁在肺，下亡津液，故令口渴，水热郁蒸成黄，宜行阳彻卫，使之汗解，即经所谓火郁发之也。病名里水，以非风水、皮水之仅在表，而无里热也，恐桂枝辛温，恐杏仁油滞，故去之，仅用麻黄通阳彻热，甘草清热和中，名甘草麻黄汤。然须重覆取汗。

又治感冒、鼻塞、头痛、声重、目眩、咳嗽痰多，胸满气短，恐辛温助时行之热，去桂枝，《局方》中名三拗汤。

因于火　清净之府，为火所扰，则津液涸，故小便短赤。火愈甚，则津液愈涸，故甚则便秘，渴欲饮水。膀胱统辖营卫，故肤热而燥。脉左尺洪实或沉实者，治当寒之，宜《本事》木通黄柏汤。

木通黄柏汤

木通三钱　黄柏（微炒）二钱　滑石（水飞）二钱　栝蒌根一钱　水煎。

【方义】　木通味苦，中空入肺，能降肺气下行，以通调水道，使津液下行以济其涸，故用为君；黄柏泻膀胱之火，滑石利膀胱之窍，皆清之从小便出，故用为臣，然非润泽之品，不能生津长液，故又用栝蒌根以润肺胃而止渴，即所以肃清其上以达下也。

【权衡法】　身黄色鲜明者，乃火湿郁蒸，加茵陈、防己；尿血者，肝火下流，加车前、胆草；便涩痛者，为火郁气滞，加乌药、甘草梢；便浑赤如油者，火湿兼行，加川萆薢、防己、车前；口渴甚，脉右寸关数大而浮者，肺胃火盛，绝水之源也，加石膏五钱，知母三钱，甘草一钱，粳米三百粒，人参五分，麦冬三分，五味子三粒。盖膀胱津液，由肺输布，肺之津液，由胃生发，膀胱燥则上求于肺，肺燥则下求于胃，胃燥则求水以济。今渴甚，脉右寸关数大而浮，数为津涸，大为火浮，为火上涌，肺燥而胃阴不足，胃阳有余以致之也，故用本方治膀胱，而以白虎十倍伐胃阳，生脉一倍以保肺生津，使下之火从便出，而中上二焦藉此和平，症自愈矣。

因于湿　湿气凝着膀胱，则病白浊，便出浓汁稠黏；湿久则热生，湿郁则气滞，滞则小便频数，热则赤而痛矣。其白浊之状，漩白如油，病名膏淋，初脉沉涩而弦细，久必带数，总缘湿热所致，治合分清，宜子和萆薢分清饮。

萆薢分清饮

川萆薢　乌药　益智仁　石菖蒲　甘草梢　加盐少许，食前服。一方加茯苓，取其渗湿利便。

【方义】　萆薢能清下焦湿热，去浊分清，功专第一，故用为君；乌药导气疏滞，能佐萆薢疏浊，益智辛散郁热，能佐萆薢分清，故并用为臣；石菖蒲以通窍，甘草梢以达窍，一为疏壅，一为清热，壅疏则淋止，热清则痛定；合之萆薢诸药，同以疏泄而止淋，症无不去矣。本方原云治阳虚白浊，论症无阳虚，论药无补法，阳虚二字，恐乃流传之误须知。

【权衡法】　如病由房劳过度得来，夜热咳嗽，脉细数者，属阴虚，宜六味加涩精药，此方不可服，但在初起时，未可经[①]投补涩者，姑与一二剂；如由忍便所致，属气滞致湿，本方加茯苓、泽泻，

---

①　经，恐为"轻"之误。

重用乌药、菖蒲，去益智，恐其固气也。小腹满痛者，有蓄水，加菖蒲、苇茎、猪苓、茯苓、泽泻；身黄者，为湿热熏蒸，加茵陈、黄柏，去益智，恐其助热；其人素有痰涎，忽不唾痰，乃得斯症，其湿痰下注也，加二陈汤、海石，下滚痰丸；肢倦不思食，大便溏，而虚努者，中虚下陷也，宜本方合补中益气汤。

因于气　主气者失职，无以气化，故小便为之闭，小便闭而水蓄于胕，故小腹满；太阳之经上头，溺时用力，气逆于上，故头晕；胸乃太阳营卫之里，小便气闭于下，则上为之不利，故胸满。脉见左尺细涩，治当温散以通之，宜《元戎》[①] 五香散。

五香散

肉桂　丁香　木香　香附　沉香　各为粗末，水煎十数沸，取汁服。

【**方义**】　太阳为津液之府，由气化得出，气为塞凝，则阻于中，肉桂辛热芳香，能逐寒化气，为君；丁香气雄辛散，能佐肉桂化气，且温太阳里壁，使相火熏蒸，以行阳通闭，为臣；木香总理诸气，香附解郁通隔，使胸满立消，宣布以达下；然非下达降气之品使之，恐未捷效，故使以沉香之降。诸药皆芳香调气之品，辛散逐寒之剂，一并用之，气有不通，寒有不散者乎？然非气为寒凝，不可轻投。或曰气亦有火郁者，此方恐未能切当也。曰：气为火郁，其源在肝，火本透发，因木不条达而郁于下，故治不在太阳而在肝，胆草、车前之类是也。今气为寒阻，其源在肾，盖肾与膀胱相表里，同属北方之水，虽源非太阳，而属太阳统辖，故以肉桂温太阳里壁，而气自化矣。

---

①　《元戎》，即《医垒元戎》，元代王好古著。

【权衡法】 小便短赤属火，此方禁服；必验其口不渴，小便白（虽曰闭，然必白而点滴），身不热，舌上无胎者，始的。如大便溏，腹痛肢厥，此肾寒极也，本方加附子、干姜、炙草；胸不满，去香附；服后胸满不除者，加枳壳、厚朴。

因于血 得之伤寒六七日，表症仍在，医以利小便，误虚膀胱里气，致血陷入，所以脉见沉微。夫表症在，而脉见沉微，当作结胸，今反不结胸，因由误利小便，而非下药，故不结胸。然其人发狂，下焦热结矣。此际当验其小便利与不利，以定小腹之硬属气属血，利则属血，不利则属气。属血者，下血乃愈。所以然者，以太阳里虚，随经瘀热，乘虚陷在里分故也，虽表症仍在，而表脉已去，治当从脉，下血宜仲景抵当汤。

抵当汤

水蛭三十个（猪脂熬黑，研） 虻虫三十个（去头、足、翅）桃仁二十粒（去皮尖，研） 大黄四两（酒浸） 煎服。

【方义】 经云苦走血，咸渗血；又曰常毒治病，十去其七。水蛭寒咸有毒，乃食血之虫，功专行血，虻虫苦寒有毒，亦食血之物，功专破血，故二味为君；桃仁甘苦，能润而缓结血，大黄苦寒，能下而导实热，故二味为臣。盖瘀热在里，非毒猛之药，不能逐瘀导热也。此方乃七方中复方也，故用二君二臣配合成方。程郊倩曰："表症仍在，脉微而沉，是有表症，而无表脉，热在下焦可知，非桂枝所能散，桃仁承气所能攻。缘热结膀胱与瘀热在里，邪有深浅，故桃仁承气与抵当汤，攻有缓急也。"

又治太阳病，身黄，脉沉结，小腹硬，小便不利者，为无血也，小便自利，其人如狂者，血证谛也。其义：盖以本条较前条多身黄一症，脉结不微，较前条略久，郁蒸成黄，柔者坚而脉结也。前曰发狂，此曰如狂者，乃互文也。曰血证①谛者，以此方峻猛，不可轻投，而血气之辨，界乎毫厘，苟不辨自便自利，其人如狂，为血证②谛，必致误治，仲景于抵当汤，反覆③言之，其示人详审精察，可谓至矣。

又治阳明病，其人喜忘者，必有蓄血，所以然者，本有久瘀血，故令喜忘，屎虽硬，大便反易，其色必黑。其义：即经所云"血并于下，乱而善忘"也。大便反易者，气分不病，无所郁也。前云小便，此云大便者，阳明不同于太阳也。然治同此方，缘二虫随瘀所在，皆能逐之，况大黄本能下阳明血热，所以皆可用之。

又治病人无表里症，但发热七八日，虽脉浮数者，可下之；假令已下，脉数不解，合热则消谷善饥，至六七日，不大便者，有瘀血。其义：无表里证，但身发热，乃至七八日之久，此邪在气血，不在经腑；浮数可下者，阳气盛而阴受烁，下之以抑阳扶阴，所以存其阴。已下则浮去而数不去，可知去阳入里；合热则消谷善饥，至六七日不大便者，热入内与血为朋而蓄聚，故曰有瘀血也。

若服此方，脉数不解，而下利不止，必协热而便脓血。其义：盖以前条下后，合热消谷，热在中焦；此条下后，利不止，必协热便脓血；热在下焦，不认属虚者，以脉数不解故也。

【权衡法】　如本病无喜忘如狂者，势缓宜缓攻，本方减水蛭十个，虻虫、桃仁各五个，蜜丸，分四丸，每水煮一丸，名抵当丸。

---

① 证，原作"症"。
② 证，原作"症"。
③ 覆，同"复"。

后人恐蛭难死遗害，改用归尾、桃仁、穿山甲、元明粉、肉桂，亦可。如腹中因服蛭生子为患，绞田泥水下之自愈①。

因于虚　虚则气不约束，小便之遗见矣。宜无己缩泉丸。

缩泉丸

益智仁（去壳为末）　破故纸（盐炒为末）　胡桃肉为丸。

【**方义**】　膀胱形厚而皱，最能蓄水，且主气之职，最能约束，今遗溺则气虚矣。益智辛温微涩，膀胱主药，功专固气缩泉，故用为君；故纸辛热，能固下元，亦可助益智缩泉，故用为臣；胡桃亦能温固，合用使气足能固，溺自节矣！

【**权衡法**】　遗溺而手足畏寒，小便自觉难禁，小腹冷，此虚寒甚也，加附、桂以壮阳，或硫黄亦可。若小便数而色赤者，此属火，非虚寒，此方不可服。直视、头摇而汗出，本腑之气脱也，不治。

附　方

九味羌活汤（元素方）

羌活　防风　苍术　细辛　川芎　生地　黄芩　甘草　白芷

加葱、姜煎。

【**方义**】　本方治伤寒、伤风、憎寒壮热、头痛、身痛、项痛、脊强、呕吐、口渴、太阳无汗，及感冒四时不正之气、温病、热病。

人皆拘张元素之说，以有汗不得用麻黄，无汗不得用桂枝，若未瘥，则为害不可言，故立此方，使不犯三阳禁忌，为解表神方。除阴虚气弱之人禁用外，冬可治寒，夏可治热，春可治温，秋可治湿，是诸路之应兵，代麻黄等汤，诚为稳当。余曰：不然，有汗不

---

① 其说荒谬，今不从。

得用麻黄，自有桂枝例在，无汗不得用桂枝，自有麻黄例在，二汤双峰对峙，确切不移，虽历万古，无能逃二方之绳墨，此岂九味羌活汤所可得而代者？仲景一部《伤寒论》，总一扶阳为主，从未有邪在表，辄敢以寒中之品，先伐胃阳。迫至少阳，口苦、耳聋、胁满，诸半里热症现，然后以黄芩清半里之热，然亦佐半夏之辛、生姜之热以杀其势，何等郑重阳气。元素仅以口渴一症，似属里热，辄投黄芩、生地之苦寒，自谓三阳通治神方，可以驾仲景之上，过矣！况苍术之燥，误发太阳之汗，细辛之窜，误通少阴之经，川芎之香，误入厥阴之气，能保无开门揖盗之变乎？治三阳之表，犯三阴之里，用于太阳伤寒伤风，颠沛①极矣！谓稳于麻桂二汤，有是理哉！其可取者，四时非时之气中人原轻，无需麻桂二方，不妨酌情使用。春温、夏热、秋湿、冬寒，其病因各异，亦不能以一方而概治之。世医不察，凡属表邪，皆授此方，岂不误人也哉！

【权衡法】　如风症自汗者，去苍术，加白术、黄芪；胸满去地黄，加枳壳、桔梗；喘加杏仁；夏加石膏、知母；欲汗下兼行加大黄。

五苓散（仲景方）

猪苓　茯苓　白术　泽泻　桂枝　为末，每服三钱，服后多饮热水，汗出愈。

【方义】　本方治太阳病发汗后，大汗出，胃中干，烦躁不得眠，欲饮水者，少少与之，令胃气和则愈。若脉浮，小便不利，微热消渴者。及治中风发热，六七日不解而烦，有表里症，渴欲饮水，水入则吐，名曰水逆。及治伤寒痞满，服泻心汤不解，渴而烦躁，

---

①　颠沛，受磨难、挫折。

小便不利者。通治诸湿腹满，水肿，小便不利。

桂枝、麻黄二汤服法，皆取微似汗出者，为虑胃中干耳。若大汗出，则正液涸，饮水济之，又不能如少少与之之法，而邪水复停矣。脉浮，小便不利，此其验也，然微热尚在，虽消渴属液涸，合之脉浮，则不尽之表邪，亦不可忽视，宜主淡渗健运法中，仍加桂枝解之。若夫中风六七日不解，因渴饮水，水入即吐者，亦由热入太阳府，必小便不利，所谓里症是也。里有热邪，浊阴不能出下窍，逆上作吐，而表发热，恶风仍在，表里两急矣，故亦宜是方表里两治。至伤寒痞满，明属泻心症，乃服后不解，反渴而烦躁，小便不利，是则下焦不通，津液不行，其痞属水饮与表邪结聚，只泻其下焦，水行而热去。其痞自表邪内陷而作者，亦得汗解，宜多饮热水，助桂枝宣发之即中矣。且其诸湿水肿，至小便不利，虽非伤寒中风比，然其表里双郁则一也，桂枝以开鬼门，苓、术以洁净府，治之不难去矣。后人不知仲景之妙，改桂枝为肉桂，谓化气之司，使小便得出，不知化气之源，出于肺气，肺气肃清，则气下降，小便自行也。岂欲其肃清者，反以辛热助火乎。况风伤卫，卫主肺，卫伤则肺病，下宜桂枝轻扬，以治上焦，肃清化源者，而反去之，以肉桂之重浊，热其下焦，而谓化气，有是理哉？唯下焦虚寒，不能蒸脾健运，致停水饮，非关表分者，庶几近之，然取其助脾健运，非取其化气也，须知。

大青龙汤（仲景方）

麻黄　桂枝　甘草　杏仁　石膏　大枣　生姜　先煎麻黄，去沫，纳诸药煎，一服汗者，止后服（言外有无汗再服之意）。

【方义】　本方治太阳中风脉浮紧（紧不同伤寒，仅有力之紧，紧中带有躁意），发热，恶寒，身疼痛，不汗出而烦躁者。太阳中风，自应浮缓自汗，而不烦燥，今脉浮紧，不汗出而烦躁，似非中风矣。非中风而曰中风者，仲景书此，以别桂枝之中风也。桂枝之中风，是天地四时之正风，此之中风，是天地非时之邪风。正风乃天地条达之气体，自清凉舒徐，人之腠理虚者，始为其中，故自汗，脉浮缓，无所怫郁，而不烦躁，仲景即投白芍敛营，唯恐其有汗；邪风乃天地郁蒸之气体，自温溽暴厉，人之腠理实者，亦为其中，故无汗浮紧，无所疏泄，而致烦躁，仲景去白芍，并投麻、石以发汗，是唯恐其无汗也。盖麻黄全汤，是开卫孔，桂枝去芍药，是解营肌，皆甘温之性，与郁蒸之热不宜，加石膏之寒于解肌法中，导热从外出，且以辅麻黄、姜、桂辛温之不足，如天地郁蒸，得云龙布雨，雨后而清凉者然，故曰大青龙，正以见发汗解郁之神方也。后人不知中风二字，或谓风寒两中，或谓风寒挟温，纷纷议论，终于仲景中风二字有牵强，且风寒两中，麻黄、桂枝合用足矣，加石膏何义？风寒挟温，何不竟名风温，况风温仲景另有别条，不烦挽入也。

凡表里郁热，不得不从治用辛散之物，然必反佐成功，否则两热相合，在表必无汗，致变斑、黄之症，在里必郁遏，致变狂乱之凶，左金、加味逍遥辈，皆得此方配合之义，惜乎人不知之。

要知此方，不为烦躁而设，为不汗出之烦躁而设，不仅为不汗出之烦躁而设，为脉紧之不汗出烦躁而设，稍模糊，即至夭枉，故仲景又设戒例，立真武汤为救逆余地，指出桂枝中风脉症，愈可以见中风二字之旨矣。

【权衡法】　若脉微弱、汗出、恶风者，不可服，服之则厥逆，筋惕肉𥆧，此为逆也，以真武汤主之。

小青龙汤（仲景方）

麻黄　桂枝　白芍（酒炒）　细辛　甘草（炙）　干姜　半夏

五味　水煎。

　　【方义】　治伤寒表不解，心下有水气，干呕发热而咳、或噎、或渴、或喘、或利、小腹满，短气不得卧，脉浮缓，身不痛但重，乍有轻时，无少阴症者；服汤已，反渴者，此寒去欲解，更当服此。

　　凡水寒所致之呕、喘、咳、渴、噎、利者，无不是为水气所攻冲矣。若不亟为辛温酸收之品，散水降逆，必致流为表里双郁之水肿，故仲景即以表药中加之，使表里两清也，然必其脉浮缓，身不痛但重，乍有轻时，无少阴之周身疼痛厥逆症，始可服此汤，因麻、桂发汗，少阴所忌耳！服汤已反渴者，人多疑为此方误投所致，殊不知寒持水饮，故前不渴，今寒去水燥，故反渴也，可再服此，表里清，诸症自愈。此症不用五苓散，盖以五苓散是治未尽之邪，水重于表，故仅用桂枝一味清表；小青龙是表里两重，故并用麻黄发汗。且五苓属热阻于下，致水停阻，故不用温；小青龙属寒凝滞，致水蓄聚，故并用温。观仲景命名五苓，重在淡渗，命名小青龙，重在发汗。要知以小易大而不革①青龙之名，其发汗亦非寻常者，用宜慎之。

　　【权衡法】　噎，去麻黄，加附子；小便秘，去麻黄，加茯苓；渴，去半夏，加花粉；喘，去麻黄，加杏仁；形肿，亦去麻黄。

十神汤（《局方》）

麻黄　葛根　川芎　白芷　紫苏　升麻　甘草　陈皮　香附
赤芍　等分，加姜、葱煎。

　　【方义】　治时气瘟疫，风寒两感，头痛、发热、恶寒、无汗、咳嗽、鼻塞、声重，脉浮数，或沉细紧搏者。此即东垣升阳散火汤

---

　　① 革，改变，变更。

之法，大约风火郁遏表阳不通者宜之。以瘟疫言，当解秽化浊为主，此方恐未能全合也。盖疫症都因兵凶之后，积尸盈野，秽恶尸气毒中于人，且缘饥饱劳役，中气大虚，病人臭秽，闻其气者，即为沾染，沿门阖户，甚则灭门，治尤当法天之运，补偏救弊，岂仅以升发之品可以毕其事者？倘属火毒炽甚，能保无血流七窍之惨死乎！东垣论之最详，余故特表其大意云。

人参败毒散（活人方）

人参　羌活　独活　柴胡　前胡　川芎　枳壳　桔梗　茯苓甘草　每服一两，加姜三片，薄荷少许，煎。

【方义】　治伤寒（系伤寒有五之伤寒，非仅寒伤营之一症也）头痛、憎寒、壮热、项强、睛暗、鼻塞、声重、风痰咳嗽及时气疫疬、鬼障、鬼疟，或声如蛙鸣、赤眼、口疮、湿毒流注、脚肿、腮肿、喉痹毒痢，诸疮斑疹。此风、热、寒、湿，郁而成症，故加人参于辛平升发之中，使邪从外解，诸症自愈耳。喻氏之暑、湿、热三气门中，推此方为第一，因之气①合邪，其气互传则为疫，故于辛平方中凭人参大力荷正以却邪，病者日服二三剂，使疫邪不复留，讵②不快哉。俗医未知此意，减去人参，其何能当此疫邪耶？

【权衡法】　口干、舌燥加黄芩；脚气加大黄、苍术；肤痒加蝉蜕。

大羌活汤（洁古方）

羌活　独活　防风　细辛　防己　黄芩　黄连　苍术　白术

---

① 之气，恐为"三气"之误。
② 讵，岂，表示反问。

炙草　知母　川芎　生地　每服五钱，热饮。

【方义】　治两感伤寒（此即《内经・热病论》中之两感，非仲景寒伤营症也）。仲景从无两感治法，即有救表救里分先后等法，别自有理。盖表急救表，里急救里，究救里属诸里虚，全非里实，果属里实，何必与表同治，即有同治者，唯大柴胡一汤，亦必分表里经界，从无有如此方之混杂不清者也。愚按此方乃表有风湿，里有郁热，不分三阴三阳，且兼血热者宜之。而曰两感者，正以难分某经之表里，犹可臆说，至伤寒二字，真难再强解矣，何李梴、汪昂辈附会更神其说也，吁，异矣！

桂枝羌活汤（《机要》[①]　方）

桂枝　羌活　防风　甘草　等分，每服五钱，迎其发而服之。

【方义】　治疟疾发在处暑以前，头项痛、脉浮、有汗、恶风。此治风疟之剂，脉浮、有汗、恶风统乎桂枝症，而不用白芍，反加羌活、防风者，以疟之日发一次，其汗必待热退时始有故也。若汗不论寒热时常有，将用白芍敛汗之不暇，奚敢再用羌、防哉。汪昂谓虽云治疟，实属发表通用之剂，亦未知风寒之别矣！

【权衡法】　如吐，加半夏曲；无汗，桂枝易麻黄，名麻黄防风汤。

大陷胸汤（仲景方）

大黄　芒硝　甘遂　上三味，以水六升，先煮大黄取二升，去滓[②]，内甘遂末，温服一升，得快利，止后服。

---

① 机要，似指《活法机要》，综合性医书，有谓朱震亨撰。
② 去滓，《伤寒论》此下尚有"内芒硝，煮一两沸"七字。

【**方义**】　治伤寒、中风，下之早，表邪入里，心下满而硬痛，或重汗而复汗之，不大便五六日，舌上燥渴，日晡潮热，或从心下至小腹硬满，痛不可近，或无火热，但头微汗出，脉沉，为水结胸。

此治结胸之主方也，邪结胸中，水饮凝聚，硬痛虽甚，才离表分，未入阳明，自非三承气所可下，唯有逐水散结，通其下行之路，使邪水下走一法也。大黄去膈①间无形之郁热，导之使降，芒硝软膈间有形之隔热，驱之使下，此二物为散结逐邪开路之将，故并用为君，然非水饮之主，故佐以甘遂，为直捣水结之所，一并消之，以成大功也。名曰陷胸，则其所下者，营卫之里，心肺之地，而非承气之下，在中下二焦也。

小陷胸汤（仲景方）

黄连　半夏　栝蒌实　上三味，以水六升，先煮栝蒌，取三升，内二味，煮取二升，去滓，温分三服。

【**方义**】　治伤寒误下，小结胸，正在心下，按之则痛，脉浮滑者，及痰热塞胸。此治小结胸之主方，心下结，按之始痛，脉浮滑，则其所结尚微，只消涤热散结之法始②之，无取硝黄之悍也。黄连味苦，能清上焦之热邪，半夏味辛，能散心下之痰饮，半夏为君者，热轻而痰饮多也，一清一散，而少下行之力，故用瓜蒌之寒润，荡之使下耳。

十枣汤（仲景方）

芫花（炒）　甘遂　大戟　大枣　先煮枣，取八合，去滓，内

---

①　膈，原作"隔"。
②　始，疑为"治"之误。

药末，强人服一钱匕，羸人服半钱，平旦温服。若下少，病不除者，明日更服，加半钱，得快利，糜粥自养。

【方义】 治太阳中风，下利，呕逆，表解者，乃可攻之。其人漐漐汗出，头痛，心下痞硬，引胁下痛，干呕短气，汗出不恶寒，此表解，而里未和，邪热内蓄，有伏饮者。未中风时，其人先伏水饮，至中风后，表气不和里气，遂动伏水，聚结胸胁，吐利交作矣，迫至表解利止，呕亦干而无物，结实于中上之间，蒸水外走，势成下症。芫花、甘遂、大戟，皆能直抵水所，捣其巢穴，故皆用等分。但峻削之力，恐有伤中土，非大枣之甘不能补也，故重用十枣以名汤，可见专伐中上，而不犯中中也。

足少阴肾经

本经起于小指之下，邪^①走足心，出于然谷之下，循内踝之后，别入跟中，以上踹^②内，出腘内廉，上股内后廉，贯脊，属肾，络膀胱；其直者，从肾上贯肝膈，入肺中，循喉咙，挟舌本；其支者，从肺出络心，注胸中。《素问·灵兰秘典论》云："肾者作强之官，伎巧出焉。"为藏精纳气之所，宜藏不宜泻，宜润不宜燥，体极沉潜，不宜妄动。

因于风　肾受风伤，则络为风阻，牵引不便，故舌强而语言謇涩，腰痛足废。风为阳邪，善疏泄而有汗，肾为阴脏，主寒水而无热，故有汗无热。脉浮为风，涩为气滞，今脉浮涩乃为风阻气滞故也，治当温散，宜《千金》桂附续命汤。

桂附续命汤

肉桂　附子　麻黄　防风　杏仁（留皮尖）　人参　甘草　白芍　水煎温服。

【**方义**】　桂入肾经血分，附入肾经气分，皆辛散风邪，一能驱邪出营，一能逐邪出络，为斩关夺门之主药，故用为君；邪虽外达，须开门以逐之，故用麻黄、防风、杏仁入肺以开腠理为臣，此御外

---

① 邪，同"斜"。

② 踹，据《灵枢·经脉》原文，应作"腨"。

之药。邪去而内虚，非补不振，非敛不宁，故佐以人参、甘草以补之，土旺足以防水，更用白芍以敛之，木平又能濡阴，此安内之药也。内外交治，而症自愈。

【权衡法】 汗多去麻黄，恐其太泄；汗少去白芍，恐其太敛；头痛加细辛，以散本经逆上之邪；腰痛而重着，加酒炒防己以治湿；足痿筋挛，加木瓜以舒筋。

因于寒 肾被寒侵，则真阳衰惫，不能胜其凛冽之气，寒入络，则身痛；寒客于里，则腹痛而下利清谷；寒胜则阴盛，故恶寒不渴，四肢厥逆，甚则阴盛格阳，阳不下安，而浮于上，则面赤烦躁；阳不内和，而越于外，则反不恶寒而外热；干呕者，亦阳虚上逆；咽痛者，为虚阳循络上咽；然诸症似火，而脉络沉微欲绝，亡阳之候可验，急当温补回阳，宜仲景四逆汤。

四逆汤

附子 干姜 炙草 水煎冷服。（戴阳症冷服，阳不上浮者，热服。）面赤者，加葱九茎以通阳。

【方义】 欲去阴寒，莫先回阳，故须姜、附。附子少阳[①]气分主药，性辛热，达络通阳，用以为君；而下焦之阳，赖中焦胃阳所生，非干姜之温中，不能助其生发之源，故用为臣，但二药性味刚烈，须冲和之品为之调和，而维持之，故用甘草之甘温为佐，以制辛热，太阳一临，冰雪自消矣。

【权衡法】 有汗气喘者，为阳脱，加人参、北五味；转筋而痛，小腹痛，爪青，囊拳[②]者，病及厥阴，加玉桂、吴萸、归身。

---

① 少阳，当为"少阴"之误。
② 拳，踡曲，弯曲。

因于火　肾为火劫，则邪热烁阴，上蒸耳窍，血随火上，故流脓，窍不通利，故失聪；肾为二便关枢，火甚则小便涩痛，大便不利；火郁于骨则骨蒸；火逼肺则渴而咳，脉数有力，实火也。治合润而降之，通而升之，宜《千金》肾热汤。

肾热汤

磁石（煅）　葱白　生地汁　牡蛎　麦门冬　白芍　白术　甘草　大枣　水煎三服。

【方义】　火上达耳窍，致脓血不聪，须重坠以降之，磁石体重色黑，肾脏主药，降火最捷，故以为君；火内郁以闭阳气，两相郁蒸，非辛臭不足以通之，葱白味辛气臭，达外主药，功能通阳，故用为臣；然阴涸津亡，须润而苦寒者以退火生津，生地汁阴寒润泽，故亦用为臣；牡蛎味咸补肾，以佐磁石之坠，麦冬色白保肺，以佐地黄生津；白芍敛阴，则不虑葱白之散，术、甘、枣和脾，使之润药勿滞。左右维持，皆为肾热而设，故曰肾热汤。

【权衡法】　耳中如有物触动响者，为火冲击不得出，加石菖蒲；小便赤者，火及膀胱，加黄柏、木通；口渴不止者，肺为火烁，加知母、天冬；腹中热，心下饥，火入胃也，加金汁、知母；小便数而渴者，火甚成下消，加熟地、滑石、丹皮、人参、北五味，减大枣、白术、葱白。两腰痛，内如火热，尺脉促者，火甚生痈也，宜承气汤急下之，此汤不可服；头目眩晕生黑花，瞳神散大者，阴为火迫，宜六味加五味、人参，此汤不可服。

因于气　气阻肾络，则腰痛而便闭，痛引睾丸如疝状，脉沉涩者，沉为气滞，涩为气阻，治当温散，宜子和沉香化气汤。

沉香化气汤

沉香（磨）　丁香　茴香　肉桂　茯苓　水煎，空心温服。

【方义】　肾为藏气之本，元气积聚之地，其为气病者，乃后天通流之气，或因闪跌，或因寒凝所致，皆宜温散。沉香色黑体重，能调气于下，为肾中气分之主药，故用为君；丁香、茴香、肉桂皆能香散温经，逐气开结，故用为臣；然气阻肾络，地气不升，天气上遏，必湿饮停留，小便不利，故又用茯苓之淡渗，上通肺气以入肾，使湿饮随气下达也。

【权衡法】　腰痛沉着，近火稍愈者，湿气相搏也，加独活；腰重便数，为湿热相兼，去丁香、肉桂，加防己、泽泻、黄柏；睾丸偏大者，气阻成疝，加橘核①、木瓜。

因于燥　肾燥则火炎液涸，故口渴引水自救，肾火迫肺故咽干，肾火逼膀胱故便数，液涸则髓亦涸，故骨蒸，液涸则肠亦枯，故便结，当润之，宜河间地黄膏。

地黄膏

大黄（盐制七次）　熟地　黄柏（盐炒黑）　知母　人参　麦冬（去心）　五味　白蜜　水煎成膏服。

【方义】　肾因邪火炎炽致燥，非属阴虚火旺，故补宜后，而去火宜先，敛宜缓，而润燥宜急。大黄苦寒，得盐制，专入肾伐邪，熟地温润，色黑入肾润燥，故二味为君；黄柏盐炒，色黑亦能泻肾火，以佐大黄之攻逐，知母生用体润，亦能滋肾液，以佐地黄之生津，故二味为臣；生水之源在肺，故以麦冬、人参、五味之生脉散为佐；加蜜者，取其润肠通闭。今肾涸不用六味，盖以涸疾之来，

---

①　橘核，原作"桔核"。

或由失下，即仲景之少阴急下存津液之法不行也，或由过利小便，即仲景之汗多不得利小便之法误施也，与六味之治阴亏虚火者不得同日而语也。

因于湿　肾受湿犯，则湿气沉着，故身重；湿性凝滞，腹痛；便溏不渴者，为湿流上下；膝冷足软不举者，为湿流肾络，久而成痹；盖心为主，而相火为之运动，湿为阴邪，客于肾，则相火失其运用之体，心虽欲动而不可得，心主脉，故两尺脉见细涩有力，治当汗而渗之，宜《局方》独活渗湿汤。

独活渗湿汤

独活　防风　茯苓　防己（酒浸）　细辛　干姜　白术　炙草
水煎温服取汗。

【**方义**】　湿胜唯风足以燥之，唯淡足以渗之，唯辛足以散之，独活、羌活、防风为风药，在表者汗之，而独活是少阴主药，故为君；茯苓、防己为淡药，在里者渗之，而茯苓是利水主药，故为臣；欲其通络使之达表，用细辛之辛以散之为佐，在表在里，各得其道矣；复用干姜、白术、甘草者，盖两水相并，土不能制，非得火以振土气，则水必不能尽去，此又为克制之法也。

【**权衡法**】　膝肿痛者，湿郁成痹，加木瓜、桂枝、松节；腹痛自利者，湿兼寒，加附子；胸腹满者，湿困太①阴，加苍术、厚朴。

因于虚　肾水亏则火炎，故口渴、喉痛；克肺则咳嗽；入心则烦躁，入肝挟雷龙之火上升，所藏之血上随，故吐衄；肾主骨，而居下焦，故骨蒸而腰膝酸疼；水为火逼，故遗精梦泄，而失既济之

――――――――

① 太，原作"大"，今据文义改。

功；水随火一腾，土不能制，故泛为痰；耳为肾之窍，火炎气触，故耳鸣耳聋；瞳亦肾之精，水不胜火，故眼生黑花；脑为髓之海，亦肾之归也，水亏无以注脑，故头眩晕而脑空。总之，肾乃天一之源，中包相火，以成坎象，足以制五脏之火，不使炎烈者，唯此水耳。此水一亏，百火皆起，煎熬真阴，迨至枯竭而死。所以怯症成，而药难救，姑集钱乙六味地黄汤以治，然必保养真元，为第一义也。

六味地黄汤

熟地　茯苓　山药　丹皮　萸肉　泽泻　每服一两二钱，水煎温服，蜜丸即六味地黄丸，治同。

【方义】　熟地纯阴体润而降，能填精补髓，凡虚火逆上，足以镇之，故用为君；水既随火上逆，凌肺为痰，非淡不足以降之，故用茯苓为臣；下焦之阴得以直犯上焦者，因中焦之土不制，山药补土，且能涩肾，使脾肾两治，故亦为臣；真阴遗泄，非酸不收，萸肉酸温，功专收滑，且能平肝，使相火不炎，故用为佐；相火炎烈，非凉之品，不足以折之，丹皮泻相火最捷，又非苦寒，故亦为佐；然诸药皆属补涩，苟不使以通利下降之品，不无胶固之患，故用泽泻之利，兼以补阴，而聪明耳目，使极上不返之火，一并而降下也。一方之中，熟地温而丹皮凉，萸肉收而泽泻利，山药涩而茯苓渗，各相反而相制，不偏不倚，中庸之极则也，故滋阴类中，咸奉此方为祖。

【权衡法】　两颧红、声喑、盗汗、脉数欲脱者，加人参、五味、麦冬；梦泄、精滑甚者，去泽泻，加莲须、五味、石莲肉；大便溏者，后天衰，加白术、破故纸，重用山药。

附　方

桂附八味地黄丸（仲景）

即六味丸加肉桂、熟附子。

【**方义**】　　本方治命门火衰，不能生土，以致脾肾虚寒，饮食少思，大便不实，腹痛遗溺，或阴盛格阳，内真寒而外假热等症尺脉弱者。去附子名七味地黄丸，亦治肾水不足，虚火上炎之症。盖二阴包一阳，此肾所以成坎也，此阳为先天之火，静而不动，温而不热，乃人生气之本，立命之宝也。此火一衰，静者动而温者热矣。愈动愈静，愈热愈寒，盖阳本动也，守阴而静，阳本热也，济阴而温，阳衰则不能守阴，而为阳所逐，亦不能济阴，而与阴相离，是守阴之静，变而为动，济阴之温，变而为热也。然其动也浮，其热也躁，浮之极，则阴寒而静愈深，躁之极，则阴独而寒愈甚。凡为动为热者，不见症于上，即见症于外，所谓外假热而内真寒也。且此阳居丹田之中，为土之保障，上之则熏蒸糟粕而助土，以张健运之力，下之则坚固二便而阻土，而绝下脱之门，所以此阳一衰，不特下焦虚寒，而中焦亦无热气，致饮食不思、大便不实、腹痛遗溺等，诸真寒症见矣，知此为真寒。凡口渴咽痛，面赤发热，一切假热症，则不能摇惑①，投之桂附可耳。此阴盛格阳之症，其不用四逆辈之温，而反用六味之阴药以补阴者，以伤寒少阴症已见厥逆，温之为急，阴药当禁，此虽阴寒，未见逆冷，则温法可缓。如用纯阳降火，则药性炎烈，遇上焦之虚火，则无功反害，如先为隔治，不若于阴药中用温法，从阴引阳为得法也。若见四逆，当以四逆治，则此方不足用。盖伤寒杂症，治有缓急，四逆从火中补土，以回胃阳为先，杂症从水中补火，以救元阳为本。若减附而为七味，是又补火中更缓一着之方，乃属肾经血分阴寒，犹不及气分故耳。学者能识其缓急之用，自无手忙心乱之误矣。

---

①　摇惑，迷惑动摇。

知柏八味地黄丸（丹溪方）

六味丸加知母、黄柏　俱盐炒黑，蜜丸。

【**方义**】　此方治肾阴不足，火克肺金、咳嗽吐衄、便结发热、阳道易举、遗精梦泄、善饥善渴等。一切阳有余而阴不足之症，尺脉洪者，为桂附八味治阳虚阴盛、格阳上浮之反面。桂、附扶阳而抑阴，王氏①所谓"益火之源，以消阴翳"也；阴虚阳盛，阴不济阳，《经》所谓"亢则害"也。盖肾中之火，力制五脏之火，而本经之阳，尤赖其济，譬如"天平"然，一胜则一负，水亏则火胜，胜则煎熬津液，而成一枯竭之亢阳，肺金肃清之体，先受其害，故咳嗽、吐衄、饥渴之症见矣。液燥则便结，阳胜则发热，阳易举，必病遗泄。丹溪深维其故，用六味补其肾阴，而加知母保肺生津，黄柏炒黑直达下焦，以制亢害。盖纯阴之药，下降必速，以冬制夏，炎热自平。王氏所谓"壮水之主，以制阳光"也。云间②李士材著《颐生微论》，独取甘温，而此方不录，虽得仲景、东垣扶阳之旨，然削去苦寒一类，恐只有春夏，而无秋冬，不能成其为岁。其意谓诸火可折，龙雷之火不可折，唯甘温足以导之。独不知肾火有阳虚上浮之火，出于阴盛格阳为虚阳，治宜桂、附，阳盛无制之火为亢阳，即不宜桂、附。原其所以不录之故，必以世医好用苦寒，夭枉人命，意在力救其偏。钱塘医者，皆宗其法，动辄桂、附、人参，每迂③阳盛之症，立见惨死，救偏者，适所以教偏也，可不慎哉。愚

---

　①　王氏，即唐代王冰。

　②　云间，原作"云门"，李士材为明代云间（今上海市松江区）人，云门当为传抄之讹。

　③　迂，据上下文义，应作"遇"。

谓著书立说，只求论理精详，寒有寒之宜，热有热①宜，使后人展卷了然，不致偏向，何必独守一家之论，规规②以自足耶？

加味肾气丸（《金匮》方③）

熟地　茯苓　山药　山萸肉④　丹皮（酒洗）　泽泻（酒浸）牛膝（酒浸）　车前子　肉桂　附子　蜜丸白汤下。

【方义】　本方治脾肾太虚，肚腹胀大、肢体微肿、喘急痰盛、小便不利、大便溏黄，已成蛊症；亦治消渴饮一溲二，两尺脉沉弦而细，右关细而无力。夫肾水溢，而火不足以资土，脾土败，而气不足以摄水，故肚腹胀而肢体肿；水不安位，火益上逆，则水益沸腾，脾土不能制约其泛滥，致直上于肺，为痰为喘，肺为水逼，天气混濛，不能肃降，则膀胱不能输化，所以小便不利。水混入大肠，故成溏黄之便，盖饮食入胃，司运者脾，脾运又赖肾火熏蒸，肾火一衰，脾运失健，则水谷之水停，停则并下焦肾之阴寒上逆，逆而脾不能制，汪洋泛滥之势成矣。然有形之水虽盛，而无形之水自衰，所以火无所恋而上逆，不得以"水盛"二字谓肾水不涸也，故以六味滋阴，桂、附补阳，加牛膝、车前降逆，使无形之水足，而火下行，则脾健运，而有形之水，从小便去矣。其能治消渴者，亦以阴亏火炎，引水自救，土无拦阻，故直入膀胱，于此可悟水肿之阴亏矣。

黑地黄丸（洁古方）

苍术（泔浸）　熟地　五味子　干姜　枣肉丸，米饮或酒下。

---

①　"热"后疑脱"之"字。
②　规规，浅陋拘泥貌。
③　《金匮》方，此非《金匮》方，乃宋·严用和《济生方》方也。
④　山萸肉，原书无，今据《济生方》补入。

【**方义**】 本方治脾肾不足，房劳虚损，形瘦无力，面色青黄，亦治血虚久痔，右关涩而无力，左尺弦涩而或数者。盖脾本恶湿，今已伤湿，肾本恶燥，今已化燥。欲去脾湿则燥肾，欲润肾燥则滞脾，似难措乎。而不知脾湿由于中寒，肾燥由于精竭，窥破机关，不难并治奏功。脾湿，治以苍术，佐以干姜，健其运而温其阳，则湿自去；肾燥，补以熟地，敛以五味，滋其阴而收其耗，则燥自除；且干姜助火以生土，五味助金以生水，更得补益之玄妙。药虽四味，一燥一润，一散一收，无法不备矣。其不用白术而用苍术，以白术虽能燥脾，然不无壅滞，况与熟地同用，不若苍术疏通中尤能运熟地之腻也。其所以能治血虚久痔，因痔由湿热下注，血虚则又肠燥矣，此方湿燥并行，故亦能治也，然非久痔，亦不可投。

补天丸（丹溪方）

紫河车 黄柏（酒炒①） 龟板 杜仲（姜汁炒） 牛膝（酒炒）陈皮 冬加干姜，夏加五味，酒糊丸。

【**方义**】 本方治气血衰弱、六脉细数，虚劳之症。缘肾为天一之源，为生身立命之本，气血归纳之地，凡有劳伤即戕贼其元气，而劳弱之症成矣，苟非血肉之气补之，未能获效。故用紫河车、龟板有形之气血，以补其无形之阴阳，假后天以济先天。而阴亏火逆，佐以黄柏、牛膝、杜仲，使火归下焦，而不致于克肺变咳之患；然不无滞脾，故使以陈皮，以调中气，斯为有益而无损耳。

大补阴丸（丹溪方）

黄柏（盐酒炒） 知母（盐水炒） 熟地 龟板 猪脊髓和蜜

---

① 酒炒，原书作"炒酒"，今据本校改。

丸，盐汤下。

【方义】　本方治水亏火炎，耳鸣耳聋，咳逆虚热，肾脉洪大不能受峻补者。因水亏则火炎，火炎则见耳鸣、耳聋、咳逆、虚热之症，脉见洪大，纯阳而无阴。投以河车等峻补之剂，则又元气亏损，不能克化，非唯不能滋阴，抑且益助其火，而咳嗽、饱闷必增；故姑以知、柏降火而保肺，稍抑其阳；熟地、龟极填精而益肾，大补其阴，而佐以猪脊，引其直入肾脏，以补其髓，直达下焦，庶无留连胸膈，不致腹满、咳嗽之患。

滋肾丸（东垣方）

黄柏（酒炒）　　　知母（酒炒）　　　肉桂　蜜丸。

【方义】　本方治肾虚蒸热，脚膝无力，阴痿、阴汗、冲脉上冲而喘，及下焦邪热、口不渴而小便闭。小便者，膀胱所主，生于肺金，渴而小便不通者，热在肺金，肺气不得降也，须清燥金之正化，用气薄淡渗之药泻火而清肺，滋水以化源。今口不渴而小便闭，乃热在下焦，致绝其流而溺不泄，是无阴则阳无以化，须用气味俱厚，阴中之阴药治之。

手厥阴心包络经

本经起于胸中，出属心包络，下膈，历络三焦；其支者，循胸中出胁，下腋三寸，上抵腋下，循臑内，行太阴、少阴①之间，入肘中，下臂，行两筋之间，入掌中，循中指，出其端；其支者，别掌中，循小指次指，出其端。《素问·灵兰秘典论》云："膻中者，臣使之官，喜乐出焉。"宜通而不宜蔽，宜润而不宜燥。

因于风　风性动摇，故心悸恍恍②如失，时搐。风动则痰乘，故暴昏，不省人事，时笑不休。盖包络逼近心君，故见症兼及神明之乱。宜《元戎》菖蒲防风汤。

菖蒲防风汤

石菖蒲二钱　防风　胆星各一钱五分　辰砂一钱（水飞）　水二升，煮取一升，频服。

【方义】　风生痰阻，必先开通心包之窍，而后逐风以清痰。菖蒲通窍关，故用为君。窍通，而风痰不可不急治。防风风之主药，胆星痰之主药，故二味为臣。风痰虽去，心之神明扰乱，不可不急安之，故又佐以辰砂之镇以安之。

【权衡法】　心中热，风生火也，加栀子，减菖蒲一钱；手心

---

①　少阴，原书作"少阳"，今据《灵枢·经脉》改。

②　恍恍，心神不定貌。

热，血热也，加生地。

因于火　火于心则烦乱不宁，五心烦热，治当清之，宜丹溪栀子汤。

栀子汤

栀子三钱　桔梗　甘草各一钱五分　连翘一钱　水煎频服。

【方义】　栀子入包络，能清心火而使下行，用为君。甘草、桔梗载药上浮，而缓其火势，用为臣。连翘能清邪热于君侧，故用为佐。

【权衡法】　心中懊恼加豆豉。昏愦加胆星、菖蒲。夜卧不安加辰砂。

因于寒　寒凝则气血不和，故心中痛。惨然不乐者，寒凝其脏，喜乐不出也，脉见左寸沉紧而细，治当温之，宜《本事》桂乌汤。

桂乌汤

肉桂　乌头　等分，水煎服。

【方义】　肉桂入包络血分，以驱其寒；乌头入包络气分，以逐其寒。盖寒者必虚，二味补上焦之阳，以温其经也。

【权衡法】　（无）

因于血　血瘀包络，而心之神不灵，心肾不能交，此心痛、健忘、梦遗所由作也。脉结或芤者，血阻则结，血菀则芤也，宜自良红花黑姜汤。

红花黑姜汤

红花二钱　黑姜一钱二分　肉桂一钱　香附　胡索①各八分　水

---

① 胡索，即延胡索。

煎服。

【方义】　血非温不散，非热不行，红花、黑姜入血温散，肉桂入包络，辛热以行之，佐以香附、胡索和调于气血之间，气顺血和，瘀血自走矣。

【权衡法】　夜发热，加丹皮、丹参。

因于虚　虚则神疲，而臣使不得其职，故夜卧多梦、意志不乐。虚则血液不藏，故心口自汗，因悸动以手捧心，治当敛而补之，宜立斋枣仁汤。

枣仁汤

枣仁　白芍　当归　生地　辰砂

【方义】　枣仁、白芍酸以敛之，使神安，多梦自汗之症以平；当归、生地甘以补之，使意志不乐、悸动捧心之症以退。尤恐神驰为患，故又佐以辰砂之重以镇之。

【权衡法】　如服后不效，加生脉散。烦加麦冬。

因于气　气阻则不通，故心中满痛，不能呼吸，治当通之，宜志和①乌药流气饮。

乌药流气饮

乌药二钱　川芎一钱五分　柴胡五分　青皮三分　水煎服。

【方义】　乌药入包络，能疏滞气，故用为君。川芎入包络，能开气郁，故用为臣。青皮佐乌药以司降，柴胡佐川芎以司升，升降疏开，以行其气，则病自已。

【权衡法】　不效加木香五分。呼痛者，青皮、乌药宜重；吸痛

———————————

①　志和，存疑待考。

者，川芎、柴胡宜重，从其升降也。

因于痰　痰入包络，则迷心窍，故时昏愦，不省人事，状如癫痫症，脉见左寸滑，有歇至，治当通窍以辖①痰，宜隐君②星香散。

星香散

胆星　木香等分　皂角少许　菖蒲　共为末　薄荷汤调服一钱五分，日二服，忌食猪肉。

【方义】　胆星逐痰，木香顺气，气顺则痰行也。恐窍闭不通，故用菖蒲、皂角以通其窍。

【权衡法】　（无）

附　方

朱砂散（《活人》方）

朱砂一两　猪心（连外包络）　将猪心割开去血，纳朱砂，用桑皮线扎好，饭锅上蒸九次，将瓦对合，内猪心，盐泥封固，炭火煅过，存性为末。甘草五分，煎汤送下，久服自良。

【方义】　本方治惊痫及梦怪遗精，惊则心动神乱，故见症如此。二味镇惊安神，辟邪逐怪，宜其久服自良。

————————————

①　辖，疑为"豁"之误。
②　隐君，即元·王珪，字均章，号逸人，因隐居于常熟虞山，故后世以"隐君"称之。著《泰定养生主论》。

手少阳三焦经

本经起于小指次指之端，上出两指之间，循手表腕，出臂外两骨之间，上贯肘，循臑外，上肩而交出足少阳之后，入缺盆，布膻中，散络心胞，下膈，遍①属三焦；其支者，从膻中上出缺盆，上项，系耳后，直上出耳上角，以屈下颊至䪼②；其支者，从耳后入耳中，出走耳前，过客主人前，交颊，至目锐眦。《素问·灵兰秘典论》云："三焦者，决渎之官，水道出焉。"宜通而不宜蔽，宜润而不宜燥。

因于风 风中三焦，则三焦不利，气逆痰壅，故不省人事，神气溃乱也。风之所在，所见诸症，如为半身不遂、筋急拘挛、口眼㖞斜、语言謇涩者是也。宜《千金》小续命汤。

小续命汤

防风一钱 桂枝 麻黄 杏仁（去皮尖，研） 川芎（酒洗）白芍（酒炒） 人参 甘草（炙） 黄芩（酒炒） 防己各八分附子四分 每服三钱 加姜、枣煎。

【方义】 三焦中风，统辖六经，治须该博。六经③唯太阳为诸

---

① 遍，原作"循"，今据《灵枢·经脉》改。

② 䪼，眼眶下部。

③ "该博。六经"，据文义，应为"该博六经。"

阳主气，外司周身之营卫，内疏洪洫①之州都。风中之，必由于此。故用桂枝、白芍、甘草、姜、枣之桂枝全汤入营和血以驱风。麻黄、杏仁、甘草之麻黄全汤入卫疏气以发表。二汤合用，复加附子、川芎、人参者，盖三阳已受邪侵，至不省人事，不可不补阳温经以御邪也。复加黄芩、防己者，盖痰壅肺困，必有湿热上郁，致言语謇涩，不得不利湿清热以降之。然此皆非风药之主，故用防风为君，以统辖六经风邪，从麻、桂之力，尽从表出也。

【权衡法】　筋急语迟脉弦者，倍人参，加薏仁、当归，去白芍，以避中寒。烦躁不大便，去桂、附，倍白芍，加竹沥；日久不大便，胸中不快，加大黄、枳壳；脏寒下利，去防己、黄芩，倍附子，加白术；呕逆加半夏；语言謇涩，手中战抖，加石菖蒲、竹沥；心痛发搐加羌活；口渴加麦冬、花粉；烦渴多惊加犀角、羚羊角；汗多去麻黄、杏仁，加白术；舌燥去桂、附，加石膏。

因于寒　寒性凝滞，着于关节，则关节疼痛；着于上焦，则胸以上恶寒而巅顶痛；着于中焦，则腹痛而不欲食；着于下焦，则足冷而睾丸痛。宜紫虚②羌活藁本汤。

羌活藁本汤

羌活三钱　麻黄二钱　藁本二钱　炙草一钱八分　生姜一钱五分　大枣四枚　肉桂一钱　附子一钱（炮）　细辛五分　每服五钱，水煎。

【方义】　上焦属阳而司表，寒邪客之可以汗解，故君羌活，而

---

①　洪洫，即"沟洫"，乃田间灌溉或排水的通道。

②　紫虚，一说指崔嘉彦，字希范，号紫虚真人。南宋成纪（今甘肃天水）人，侨寓江西南康。

佐以麻黄、藁本以汗之。中焦属阴阳之间，司半表半里，寒邪客之可以和解，故臣炙草，而佐姜、枣以和之。下焦属阴而司里，寒邪乘之可以温解，故臣桂、附，而佐细辛以温之。

【权衡法】　有汗减麻黄，加桂枝；足不冷，睾丸不痛，减桂、附、细辛。巅顶不痛，去藁本。头痛，加蔓荆子。腹不痛、欲食，去甘草、姜、枣。

因于痰　痰热盛则三焦为之壅塞，而怪症丛生。盖实热顽痰能变生百病，不可测识，非寻常药饵所能疗。宜隐君礞石滚痰丸。

礞石滚痰丸

大黄（酒蒸）八两　黄芩八两　礞石（煅）五钱　沉香五钱百药煎①五钱　上为末，水丸如梧子大，白汤空心服，服后仰卧，令药在胸膈之间，除逐上焦痰滞，不宜饮水行动。

【方义】　治实热顽痰，宜急为通上彻下。大黄酒制能升高而荡热，以开下行之路。黄芩清上焦之热，以平僭上之气。二味所以治实热也。礞石体重坠痰，沉香芳香舒气，百药煎酸收，三味所以治顽痰，盖实热去而痰之本以除，顽痰消而怪异之症以愈。若症属不足，痰属于寒，又当分别三焦而温补之。此方不可乱投，用者审之。

因于火　火性炎上，迫心烁肺，使不得宁，故狂躁、烦心、口燥、咽干。表里火盛，则大热而干呕。错语不眠者，神不安宅，为火所逐也。吐血、衄血者，火扰血分也。热盛发斑者，热毒入胃也。宜仓公黄连解毒渴。

---

①　百药煎，出《本草蒙筌》，为五倍子与茶叶等经发酵制成的块状物。入心、肺、胃经，酸、涩、微甘平，润肺化痰，止血止泻，解热生津。

黄连解毒汤

黄连　黄芩　黄柏　栀子　各等分，水煎热服。

【方义】　三焦火盛，脉洪大而数，肾水立竭。治非大苦大寒不能济。黄芩清上焦之火，黄连清中焦之火，黄柏清下焦之火，栀子肃清三焦，引火从小便出，分治之中又兼合治，盖亢盛之火非此不解也。若属虚，不可妄投。

【权衡法】　斑，加元参、石膏。口臭面赤，加石膏、甘草。小便赤涩或短数，加滑石、木通。渴甚，加栝蒌根、知母。大便结，加大黄。

因于气　气盛则三焦之道不通，上不得食，下不得便，中则胀满如鼓，名气鼓胀。治宜顺气以通之。宜元素乌药顺气汤。

乌药顺气汤

沉香八分　槟榔五分　苍术八分　腹皮八分　半夏八分　广皮八分　升麻二分　柴胡五分　乌药一钱五分　水煎服。

【方义】　气滞于上，治宜降之，沉香体重司降，而佐槟榔以坠至高之气。气滞于中，则痰饮亦阻而不通，治宜散之。苍术、腹皮、广皮、半夏四者皆散中焦之气而通其痰饮。气滞下焦，治宜升之，升、柴体轻司升，故佐之以升左右之气，升降合而天地交，否者泰矣。又用乌药者，所以统司三焦而授诸药之节制。

【权衡法】　口渴，津液涸也，减苍术，加麦冬。小便利，大便结，为血少，加归身。脐凸、气喘、自汗、声嘶者，不治。

因于虚　虚则三焦之元气不足，而后天之气亦不充，故自汗而身倦恶寒，饮食不思也。治宜补之。宜伯仁黄芪汤。

黄芪汤

黄芪三钱　人参二钱　白术（土炒）一钱五分　陈皮一钱五分

肉桂一钱五分　故纸一钱五分　加枣煎，温服。

【方义】　黄芪温补三焦，能止汗而固表，故用为君。人参回三焦之元阳，能开胃而益里，故用为臣。盖一补三焦后天有形之气，一补三焦先天无形之阳。白术益中州，而并陈皮之健运，以益三焦资助之本。肉桂温下极，而并故纸之纳气，以益三焦发源之始。由是气壮阳生，三焦通畅，虚无不实矣。

【权衡法】　四肢厥逆，肾胃二阳虚也，加附子、干姜。便利腹痛，加白术二钱，干姜一钱，炙草一钱，以温中焦。

附　方

大秦艽汤（机要方）

秦艽三两　石膏三两　归身（酒洗）一两　白芍（酒炒）一两川芎一两　生地（酒洗）　熟地　白术（土炒）　茯苓　炙草　防风　羌活　独活　白芷各一两　细辛五钱　每服一两。

【方义】　本方治中风，手足不能运掉，舌强不能言语，风邪散见，不拘一经者。此六经轻中风之通剂也。汪昂曰：此盖初中表邪，故用风药以解表，而用血药气药以调理，非专于燥散也。

【权衡法】　淋雨受湿，加生姜。心下痞，加枳壳。春、夏加知母。

上中下通用痛风方（丹溪方）

黄柏（酒炒）二两　苍术（泔洗）二两　南星（姜洗）二两神曲（炒）　川芎一两　桃仁（去皮尖）一两　龙胆草一两　防己①一两　姜②活三钱　威灵仙（酒拌）三钱　桂枝三钱　红花二钱五分

---

①　己，原作"杞"。
②　姜，疑为"羌"之误。

面糊丸，白汤下三钱或五钱。

【方义】　治痛风，有寒、热、痰、血之不同，本方通用。《经》云"风、寒、湿三气合而为痹"，痹久则气血不和，郁而成热，成血、成痰皆有之矣。丹溪特立此方，为上中下通用之剂。凡症兼此数者，本方全用，若症不全具者，以意消息之可耳。

防风通圣散（河间方）

防风　荆芥　连翘　麻黄　薄荷　川芎　当归　白芍　白术　山栀（炒）　大黄　芒硝各五钱　黄芩　石膏　桔梗各一两　甘草二两　滑石三两　加生姜、葱白煎。

【方义】　本方治一切风、寒、暑、湿、饥饱、劳役内外诸邪所伤。气血怫郁，表里三焦俱实。憎寒壮热、头目昏晕、目赤睛痛、耳鸣、鼻塞、口苦、舌干、咽喉不利、唾涕稠黏、咳嗽上气、大便秘结、小便赤涩、疮疡肿毒、折跌损伤、瘀血、便血、肠风、痔漏、手足瘛疭、惊狂谵妄、丹斑瘾疹。按此方以荆、防、麻、薄治表，以硝、黄、芩、翘治里，以芎、归、芍药行血，以白术、甘草调气，以石膏除热，滑石清湿，升之以桔梗，降之以栀子。以独少温之一法，盖唯表里三焦俱实者宜之。若纯属表症而无里症，纯属里症而无表症，或症属实而兼虚寒者，皆宜斟酌去取，不可轻用也。

【权衡法】　自利，去硝、黄；自汗，去麻黄，加桂枝；痰嗽，加姜制半夏。

五积散（《局方》）

白芷　陈皮　厚朴　当归　川芎　芍药　茯苓　桔梗各八分　苍术　枳壳各七分　半夏　麻黄各四分　干姜　肉桂（表症重者用桂

枝） 甘草各三分　加姜、葱煎。

【方义】　本方治少阴伤寒，及外感风寒，内伤生冷。身热无汗、头身痛、项强背拘急、胸满、恶食、呕吐、腹痛、寒热往来、脚气肿痛、冷秘、寒疝、恶寒无汗、妇人经水不调。此方虽为治寒湿，发表温里之良剂也，但对一切之外感风寒，内伤生冷，恐有未能尽合，用者当审之。若少阴伤寒，自有麻黄附子细辛汤在，更可弗用此方之庞杂也。

足少阳胆经

本经起于目锐眦，上抵头角，下耳后，循颈，行手少阳之前，至肩上，却交出手少阳之后，入缺盆；其支者，从耳后入耳中，出走耳前，至目锐眦后；其支者，别目锐眦，下大迎，合于手少阳，抵于𫐉下，加颊车，下颈，合缺盆，以下胸中，贯膈，络肝，属胆，循胁里，出气街，绕毛际，横入髀厌中；其直者，从缺盆下腋，循胸，过季胁，下合髀厌中以下，循髀阳，出膝外廉，下外辅骨之前，直下抵绝骨之端，下出外踝之前，循足跗上，入小指次指之间；其支者，别跗上，入大指之间，循大指歧骨内，出其端，还贯爪甲，出三毛。《素问·灵兰秘典论》云："胆者，中正之官，决断出焉。"宜清净不宜烦扰，宜和解不宜汗、吐、下。为阳中之少阳。

因于风 风客其经，则阳与阴不和，阳胜则热，阴盛则寒，而往来寒热作矣；络于胁，而交于胸，故胸胁痞满；胃主受纳，如元[①]少阳生发之气，则蔽塞不通畅，故默默不欲食；膻中为上焦阳气之街道，逼近心中，邪入其间，故心烦；阴不和于阳，故喜呕，或腹中痛。胁下痛，胆之部也。风邪挟火，上干清道则咳，入里化热则渴；邪热下侵，或致自利；邪热结饮，或致悸动；邪热烁阴，则小

---

① 元，疑为"无"之误。

便不利；胆热上溢，则口苦耳聋；脉弦者，木象也。他如汗后余热
不解，邪留半表半里；疟之寒热，邪在少阳；热入血室，不宜汗下。
皆当和而解之，宜仲景小柴胡汤。

小柴胡汤

柴胡　半夏　黄芩　人参　甘草　生姜　大枣　水二斗，煎取
一斗，温服。

【方义】　柴胡轻清，少阳表药，黄芩苦寒，阳明里药，一清半
表之邪，一清半里之热，因表合于里，故一为君，一为臣；半夏辛
散胸中之邪，且能逐痰止呕，生姜宣通营卫之气，且能散饮止悸，
此二味又为表里疏散之臣也；唯里虚则表邪易入，故用人参、甘草、
大枣之甘温以扶正却邪。在表不得谓之汗，在里不得谓之下，故婉
转维持以成和解之剂。良工苦心，至此极矣。

【权衡法】　此方虽集少阳风药，然实少阳表邪之通剂也。烦而
不呕，乃膻中无形之火，故无痰，去半夏，加花粉；渴者津燥，亦
去半夏，加花粉；若不渴，外热多于寒，为表邪甚，去参，加桂枝，
覆取微汗；虚烦不眠，为心胃不和，加竹叶、粳米；齿燥，为阳明
火盛，加石膏；痰多，火逆也，加蒌仁、贝母；腹痛，阴不和也，
去黄芩，加白芍；胁下痞硬，去大枣，加牡蛎；胁下痛，加青皮、
白芍；心下悸，小便不利，此饮水多而停也，去黄芩，加茯苓、猪
苓；本经头痛，血分风邪也，加川芎；发黄为湿热，加茵陈。喻嘉
言曰："此本阴阳两停之方，可从寒热以为进退。加姜、桂，则进而
从阳；加芩、连，则退而从阴。可类推也。"是深知仲景者。

因于寒　少阳受寒，变为纯阴，阴寒独胜，故目不明而恶寒；
寒结于胆，故胁下刺痛；寒束脉敛，故脉沉细而紧。治当温之，宜
洁古姜桂汤。

姜桂汤

生姜　肉桂　水煎服。

【方义】　生姜宣通寒气，治胆所以达表，肉桂壮益元阳，温胆所以热里，盖相火寄于胆，寒胜火微故也。此方之治，非外寒，乃少阳之阳自衰，变为寒冷，犹春行冬令，不生万物，故洁古之药，以壮阳消阴，生发阳气，以成春令。若认作外感，即误矣。

因于火　胆受火热则溢，随火上炎而至于口，故口苦；火蔽胆络，故耳热而臭；肝主怒，火上逼肝，故多热多怒；火动风生，故目眩头晕，手足搐动而惊狂。其脉左关数大有力。宜寇氏龙胆汤。

龙胆汤

黄柏　黑栀　车前　龙胆草　甘草　清水煎服。

【方义】　春行夏令，万物皆焦，非得冬令寒冷之气，不足以胜热。龙胆味苦大寒，胆经主药，能逐炎炎之火，故用为君；黄柏味苦性寒，得木之体，能泄依附之相火，故用为臣；二味治火之正药也，火虽治而无出路，如掩门击贼，必致两伤，故佐以栀子、车前，使火得屈曲下行从小便出；然诸苦寒伐胃，有妨冲和，故使以甘草和之，则邪去而正不伤。

【权衡法】　但见口苦、耳热，怒而身微热，胁下热，脉数而弦、不大者，为伏火，减龙胆，加柴胡、薄荷升散之；兼呕，因火侵胃，加代赭石以镇之；兼头痛、恶寒，表有邪也，加柴胡散之；吐甚不受汤液，出物如胆汁，味苦、脉促者，胆吐碎也，不治。

因于燥　燥则胆汁枯竭，无以澄养瞳神，故瞳绿色，不能远视；眉属胆，故眉倾色黄；胆不壮，则畏惧善恐；胆汁竭，则火内生烁肺，故烦渴；其脉左关涩而无神；当润而补之，宜士和①猪胆汤。

猪胆汤

猪胆汁　禹余粮　人参　黄芪（蜜炙）　归身（酒洗）　白芍（酒炒）　将药煎就，纳猪胆汁服。

【方义】　胆无火不燥，猪胆味苦大寒，专入胆腑，可以泻火填汁，所谓从其类也。然其性滑荡脾，须兼涩药，不可独任，故用禹粮之涩以制之；而胆汁全由水谷之液所化，非大补其土，不能使充足，故用当归、黄芪、白芍、人参大补气血，使汁得生；其各等分者，以势不能分缓急，而药不能低昂也。药甚周致。

【权衡法】　（无）

因于虚　胆虚则生阳不足而寒，寒则气馁而生惊悸，惊则气浮，悸则气动，而夜不能眠，甚则虚火上浮，痰随上入膻中，为虚烦，为口苦，为呕逆涎汁，治须温补，宜《集验》②温胆汤。

温胆汤

生姜　半夏　陈皮　枳实　茯苓　甘草　竹茹　各等分，水煎温服。

【方义】　胆虚则寒，温之即所以补。半夏、生姜，胆经温药，温之而呕即止；陈皮、枳实，调中土以疏木；茯苓、甘草，清金而振干③刚；竹茹补胆凉肺，却虚烦而润津液。盖胆温则木生，土调则木发，金清则木成，不补而自补矣。

---

① 士和，疑"子和"之误。

② 《集验》，当指《集验方》，《外台秘要》标明温胆汤源于《集验方》。

③ 干，繁体作"幹"，似为"乾"之误。乾刚，谓刚健。

【权衡法】　神魂不安，起居如狂，加人参、辰砂、枣仁，去枳实；呕甚有绿汁，胆火上逼也，加赭石、旋覆；恶闻食臭，生阳将绝，去枳实，加米炒人参；便利后重不已，阳气下陷也，加人参、黄芪、升麻、柴胡，去枳实。吐汁纯黄味苦，左关绝者，胆汁上涌也，立死。

附　方

黄芩汤（仲景方）

黄芩　芍药　甘草　大枣　水煎温服。

【方义】　本方治太阳、少阳合病，自下利者。太阳在表，少阳在半表半里，二经合病，宜从小柴胡出入。今不用柴胡，而用白芍等和脾之药者，以少阳为阴阳之界。自利，已见太阴虚症。既非太阳、阳明之表不彻宜汗，亦非少阳、阳明之热已深宜下者也。柴胡虽能彻少阳之邪，而能升动太阴之汗，愈耗其阴，则邪易乘虚而入，不若白芍之敛脾阴为当。况用黄芩之苦为君，足以当传入之热，甘草、大枣之甘为臣，足以卫运行之正，使邪不入，以成庙算①之功。此仲景和解之法也。

柴胡饮子（子和方）

柴胡　黄芩　人参　甘草　生姜　大枣　当归　白芍　大黄

【方义】　本方治肌热、蒸热、积热、汗后余热，脉洪实弦数，亦治疟疾。邪气留连，身热，脉洪实弦数，皆火郁之状。欲表而邪已入里，欲下而表邪未尽，表里兼施，又恐邪久正虚，动即棘手。子和仿仲景和之一法，而小变之，以治少阳为主，使少阳之枢一捷，则表里邪热，已无容身之地。所患者，在躯壳之血

---

①　庙算，朝廷或帝王对战事进行的谋划。

未和，无形之邪，恐其或滞；在脏腑之蓄热未清，有形之邪，恐其或留。邪未尽彻，必有遗累，故加当归、白芍以和营，大黄以清腑，使无所留滞也。

清镇丸（洁古方）

即小柴胡汤加青黛四两，姜汁和丸。

【方义】　本方治呕吐、脉弦、头痛及热嗽、热疟。脉弦，呕而头痛，本属少阳症，吐则火更旺，黄芩仅能清阳明里热，清少阳本经之热则力微，故加青黛，专入本经，以清逆上之火，使吐止而诸症亦愈。他如热嗽、热疟，皆是木火刑金所致，治其木而嗽、疟自愈，此又和之一法也。

黄连汤（仲景方）

黄连　干姜　桂枝　甘草　人参　半夏　大枣　水煎温服。

【方义】　本方治伤寒胸中有热而欲呕，胃中有寒而腹痛，寸数尺迟者。因伤寒表里俱有邪，汗下之法，不能并施，唯有从其中而和之，则表里皆退，仲景所以立小柴胡汤也；又有邪在上下，唯有从其中而和之，则上下之邪亦退，仲景所以立黄连汤也。以上下而论，上为阳，下为阴。胸中有热，邪并于阳也，故用黄连之苦寒，以降其阳；胃中有寒，邪并于阴也，故用姜、桂之辛温以升其阴；而于上下相交之际，则用甘草、大枣、人参之甘以和之，半夏之辛以散之，其邪自退矣。此又和之一法也。喻嘉言曰："此即小柴胡汤之变方也，缘一在表里，一分上下故耳！以桂枝代柴胡，以黄连代黄芩，以干姜代生姜，引入胃中，听胃气上下敷布，不问其上热下寒，无往不宜也。"深得仲景之心法矣。

干姜甘草汤①（仲景方）

干姜　甘草　水煎服。

白芍甘草汤②（仲景方）

白芍　甘草　水煎服。

【**方义**】　　干姜甘草汤治误汗发厥；白芍甘草汤治腹中不和而痛，及治误汗发厥，服干姜甘草汤已厥愈，足温不能伸者。盖误汗发厥，乃骤夺胃中水谷之阳，不能充拓四肢耳。此非少阴真阳，故不配桂、附，仅用干姜以回胃阳，倍用甘草以补中气，且以制姜之辛，而得中和之性，不致耗散胃液也。服之已厥愈足温，而足未伸，腹中痛，此阳虽回，而阴尚未和于阳也，故仲景更作白芍甘草汤，以白芍之酸易干姜之辛，敛脾阴而平厥阴侮土之木，使阴退位，而阳光得以正大，其症自已。又和之一法也。

---

① 干姜甘草汤，《伤寒论》名甘草干姜汤。
② 白芍甘草汤，《伤寒论》名芍药甘草汤。

足厥阴肝经

本经起于大指丛毛之际，上循足跗上廉，去内踝一寸，上踝八寸，交出太阴之后，上腘内廉，循股阴，入毛中，过阴器，抵小腹，挟胃，属肝，络胆，上贯膈，布胁肋，循喉咙之后，上入颃颡，连目系，上出额，与督脉会于巅；其支者，从目系下颊里，环唇内；其支者，复从肝，别贯膈，上注肺。《素问·灵兰秘典论》云："肝者，将军之官，谋虑出焉。"宜条达，不宜遏郁；宜从容，不宜躁暴。

因于风　肝为风脏，伤于风，则两风相胜，土气受伤，不能充拓宗气周布于经脉，因肝主筋，邪入则气血不能宣布，故半身不遂。胃脉环唇口，肝窍在目，风客则燥而筋急，故口眼㖞斜，此风阻经脉，胃气为之不顺也。治当辛凉以散之，宜《局方》顺风匀气饮。

顺风匀气饮
白术　乌药　人参　天麻　白芷　苏叶　木瓜　青皮　沉香炙草　加姜煎服。

【**方义**】　风胜先来克土，用白术补土为君，人参、甘草佐之；风中则气不顺，用乌药顺气为臣，青皮、沉香佐之。土壮则胃气充拓，气顺则风邪自行。然非风药不能达表，用天麻、白芷、苏叶之辛散为使，使之汗解。又以诸药非肝经本药，故用木瓜之酸为向道①，并舒口眼之筋，由是风顺气匀，其病自已矣。

【权衡法】　头痛恶寒，表邪甚者，有汗加桂枝，无汗加麻黄；头痛无表症，邪在本经血分，加川芎；搐动者，风入络中，加钩藤、防风、穿山甲；头痛目泪出，风邪上壅也，加蔓荆、防风；肌肤痒，皮聚毛落，风胜血枯也，加归身、黄芪、蝉蜕。面青爪枯，目直头摇，人迎脉入口者（从耳垂斜横，色青，一缕如筋入口），肝绝不治。

因于寒　寒为阴邪，阴胜则阳微，不能充暖四肢，故四肢厥冷。寒则筋脉拘挛，故转筋而痛，寒愈甚，则拘挛愈甚。肝脉环阴器，故囊拳。青为肝色，爪为筋余。寒则血不流动，故爪青。面唇皆青者，乃木邪乘阳明之位。肝脉抵小腹，寒气凝滞，故小腹痛。脉细欲绝，血为寒蔽，阳虚阴脉现也。治以温散，宜仲景茱萸四逆汤②。

茱萸四逆汤

茱萸　当归　芍药　细辛　炙草　通草　大枣　生姜　酒煎服。一方有桂枝。

【方义】　茱萸大热，肝经本药，散寒逐结最捷，故用为君。桂枝、细辛，辛温通络达表，为臣。当归行血中之气，辛甘亦能散寒；白芍泻土中之木，酸收亦能卫正；炙草、大枣，温中而却寒邪；通草、红酒，舒隔而活营血，故用为佐。重用生姜，取其宣发胃阳，以达营卫，使邪尽撤。此所谓散中佐收，补中佐泻。仲景以三阴直

----

①　向道，指引道路。
②　茱萸四逆汤，《伤寒论》名"当归四逆加吴茱萸生姜汤。"

中，立四逆汤治少阴，用姜、附以回阳；立理中汤治太阴，用干姜以温中；立当归四逆汤治厥阴，用当归以活血。盖少阴脏中，重在真阳，真阳不回则邪不散，故用姜、附；太阴脏中，重在运化，运化不健则邪不行，故用姜、术；厥阴脏中，重在阴血，阴血不活则邪不去，故用当归。各视其脏而救之。今加茱萸、生姜，缘当归之力微，不能逐其寒，故用之，以助归身活血，非欲其回阳也。且厥阴乃是纯阴，本无阳气，与少阴之脏不同，苟用附子、干姜之辛热，其真阴有受劫夺之害，故虽寒，而不用姜、附，即此理也。

【权衡法】　无转筋、爪面唇青、小腹痛等症，为寒不甚，去茱萸、生姜；嗜寐、身痛、下利清谷，兼少阴症，恐外越阳气，去生姜、桂枝，加附子、干姜；呕吐、腹痛、便溏，兼太阴症，去桂枝、生姜、白芍，加白术、人参、干姜，服后脉不起者不治[①]。

因于火　木胜生火，故身热郁蒸；肝络布胁，故胁痛；肝病及胆，故夜卧不安；肝主怒，胆主惊，故多怒、多惊；肝主筋，火甚则熬煎阴血，血不养筋，筋逢热则纵，故筋痿不起；肝主目，风火上涌，故目赤肿痛；脉左关弦硬而数。当以清散为治，宜钱乙泻青汤。

泻青汤

　　胆草　大黄　柴胡　羌活　山栀　川芎　防风　归身　各等分，水煎服。蜜为丸即泻青丸，竹叶汤下。

【方义】　火性炎上，必折之使下，始得其平，故用胆草、大黄以折之；木喜条达，必升之使上，始得其和，故用柴胡、羌活以升之。此一治其里，一治其表，使火两解之。所以用山栀者，是佐胆

---

①　治，原本作"始"，今据本校改。

草、大黄以治伏火；用川芎者，是佐柴胡、羌活以入血分。火虽治而风不消，则余火恐复炽，故用防风以搜风；风虽去而血不润，则恐营筋愈燥，故用当归以润血。诸药或降、或升、或散、或补，同为平肝之剂，故名泻青汤。

【权衡法】 便血者，因火动血，加丹皮、槐花米、地榆；吐血者，火上炎，加生地、犀角；自利者，肝移热于肠，加黄连、黄芩；吐酸、下身发红斑者，火郁甚，加生地、茱萸（炒连①）；小便赤而短数，胁痛者，肝移热膀胱，加黄柏、车前、木通；狂越烦躁者，肝移热于心，加黄连、连翘、犀角。

因于气 木不条达而遏郁，故胁满闷而痛；抑久则屈曲，故呕酸；木气不上达，则横行克土，故痞闷妨食而下利，脉见左关沉涩有力。治以条达，宜寇氏顺气汤。

寇氏顺气汤

柴胡　川芎　木香　当归　青皮　丹皮　山栀　水煎温服。

【方义】 木郁达之，柴胡气分之达药，川芎血分之达药，故用为君；木香气分之散药，当归血分之散药，皆能助条达之势，故用为臣；升中无降，恐一发而不能遏，故用青皮佐之；抑久多火，故用丹皮、山栀清之。升者升，而散者散，降者降，而清者清，故气顺火降。

【权衡法】 夜发热，乃女子经前腹痛者，郁久生火也，加地骨、青蒿、延胡；呕酸不止者，火不能越，加吴萸（炒连）、薄荷；胁痛不止者，为气滞，加延胡、郁金、香附。

因于血 肝藏血，血病属阴，故夜卧不安；肝藏魂，肝为瘀

---

① 炒连，即加入黄连同炒。

阻，魂则不安，故其神如狂；胁为肝部，血阻则痛，气阻则满，故
胁痛满；脉芤或涩者，芤为积血，涩为血滞。宜薛己四物加桃仁韭
汁红花汤。

四物加桃仁韭汁红花汤

归身　生地　红花　桃仁　白芍　川芎　韭汁　水煎，食远服。

【方义】　血非辛温不散，非苦酸不生。归身血分之主药，味辛
而气温，故用为君；生地血分之润药，味苦而无气，故用为臣；桃
仁、红花破血最捷，以佐归身之散；白芍敛阴有功，以佐生地之生；
所以使川芎、韭汁者，一为血中气药，能达木气之滞，一为气中血
药，能逐死血之凝。

【权衡法】　此方虽能逐瘀，但归身、白芍、生地，终是守中收
敛寒凝之品，只可施于瘀少虚弱之人，而不能治瘀多壮实之人，不
若易归身为归尾，易白芍为赤芍，减生地，加泽兰、炮姜为宜。痛
甚加木香、肉桂行之；行步及呼吸引痛，咯出紫血腥臭，脉洪实者，
肝痈也，加大黄、肉桂、柴胡、芒硝下之。

因于虚　肝虚不能藏血，故上吐下便皆血；脉为厥阴，阴虚则
火旺，故身热；妇人经水，肝为主宰，肝虚因寒，则过期不至，因
火则未期先行，故生妇人月经诸病。脉见左关弦数无力而浮，宜丹
溪四物加白芍汤。

四物加白芍汤

白芍　川芎　当归　生地　水煎，温服。

【方义】　肝无补法，唯平其好胜之气，即所以补也。盖正虚木
来侮土，土先受其制，木横行克土，势不能上达以遂其性，则郁于
中，故加白芍之酸为君以平之，川芎之辛为臣以升之；木必挟火，
非苦不清，木虚必燥，非润不荣，故用生地、归身为佐，以清而润

之。由是则木敛以收其散，木达以畅其欲，木清以张其阴，木润以荣其叶，不补而自补矣。

【权衡法】　吐衄甚，为虚火沸腾，加阿胶、熟地；便血甚，乃虚火甚而脾不统血，加白术、黄芪、升麻、地榆；经先期而至，为阴火，加丹皮、栀子、知母、黄柏；经后期而至，为虚寒所客，倍归身，减白芍，加炮姜、肉桂，然必诊其脉迟或涩，经来时小腹痛，血瘀成块者，始为对症；如兼往来寒热，少阳有邪，加柴胡、黄芩，即柴胡四物；如衄来如珠，便门如洞，血出鲜红，肢厥、目盲、绝食，脉弦硬者，阴血、胃阳两脱也，急用独参汤冲阿胶两许，少佐姜、附以救之，迟则不治。

附　方

四物汤（《局方》）

当归　生地　白芍　川芎　水煎，温服。

【方义】　此方虽云治一切血症，及妇人经病，实未尽然也。盖四物之治血，仅能治血分自病之血，而不能治气分所致之血。苟遇脾不统血，及阴火炽甚者，即不能当生地之寒，川芎之窜。虽其制之①方之法甚佳，用生地之寒，即用当归之温；用川芎之散，即用白芍之收。但地、芍纯阴，为血中阴药；芎、归为阴中阳药，血中气药。皆宜于血分自病，而不可以一切血病而概用之。

加味逍遥散（《局方》）

柴胡　薄荷　归身　白芍　茯苓　炙草　栀子　丹皮　加煨姜煎服。一方有白术。

———————————

①　之，恐为抄写之误，宜删。

【方义】　本方治血虚肝燥、骨蒸劳热、咳嗽潮热、往来寒热、口渴便涩、月事不调、左尺弦、右关涩者。揆之诸症，皆属木郁所致。木郁多得于谋虑之不遂，因木性条达，达则生发之气升，怡怡然自得其乐，何有于郁！唯不达，则升反降，而郁乎中，横行克土，而诸郁症见矣。柴胡、薄荷，升之遂其性，栀子、丹皮，凉之解其郁，用归身以和其血，用白芍以敛其阴，茯苓、甘草，合之白术，又为保土之要着，加煨姜者，逐木邪之阴寒，运中州之阳气，使衰萎复振，由是则木郁解，而土气舒，逍遥之名所以加也。

龙胆泻肝汤（《局方》）

龙胆草　黄芩（酒炒）　栀子　泽泻　木通　车前子　归身（酒洗）　生地　柴胡　生甘草　等分煎服。

【方义】　木方治肝胆二经实火湿热，胁痛、耳聋、胆溢口苦、筋痿、阴汗、阴肿、阴痛、白浊、溲血，左关数而有力者。盖肝胆本易生火，若为邪客则火炽，上则耳聋、目赤、口苦，中则胁痛、肢痿，下则筋痿、阴汗、阴肿、阴痛、白浊、溺血，诸火症见矣。苟非大苦大寒、沉阴下降之物，何能泻其炎炎之势？非轻清甘温，上行守中之物，何能遂其生生之体，以和受纳之阳？此泻肝汤之所以设也。

左金丸（崔氏）

黄连（姜汁炒）六两　吴茱萸（盐水炒）一两　水丸如桐子大，每服一钱，米汤下。

【方义】　本方治肝火燥甚，左胁作痛，吞酸、吐酸、筋疝、痞结，亦治嗳[①]口痢入口即吐者，脉左关细而沉弦数有力，右寸关弦而

---

①　嗳，原作"禁"。

无力。盖以肺金居右，金失其权，不能左行制木，而木反挟火以侮
金，必藉此丸保金，左行以制木，故曰左金丸。但何以仅见胁痛、
吐酸诸木症，而不见金病之症？因肺主气，五脏六腑能周流无滞，
皆凭于肺，为之流通，今胁痛吞酸，已见郁结之象，肺气不张可知。
其不现喘嗽、吐血之症，必其人肾水不亏，尚得沉静之体，且素无
痰凝，故得平和也。然不以此丸急治，郁久必发，能保肺无喘嗽、
吐血之患？此方不独治已病之肝，且能治未病之肺，不特治未病之
肺，更能隔治其心。盖心为木之子，金之贼也，泻其子，则木无倚，
清其贼，则金得养，木无倚，则横行之势减，金得养，则刚毅之权
张，而左行之力捷矣。此隔三之治法也！方之巧，不特黄连之用神
矣，更妙者，佐茱萸之辛温，以通其郁，制连之寒凝，不使其遏，
而使其通，此隔治中又兼从治也。药虽二味，而法密理纯，岂可
玩视。

复元活血汤（《千金方①》）

柴胡五钱　花粉　穿山甲　甘草　红花各二钱　桃仁（研）五
十粒　大黄（酒制）一两　每服一两，酒煎服，以利为度。

【方义】　本方治从高坠下，恶血留于胁下，痛不可忍，左
关沉涩有歇至，或芤者。盖脾不统血，可用归脾汤以引血归经；
血蓄下焦，可用桃仁抵当汤②以夺其下；若疟久血凝成母，则
用鳖甲煎；经阻血结成痕，则用蓬莪散。今者从高坠下，恶血
凝于胁下，既非归脾之可补，又非桃仁抵当之可攻，以本属无

---

①　《千金方》，复元活血汤出自李东垣《医学发明》卷三，非《千金方》也。
②　桃仁抵当汤，即《伤寒论》抵当汤，由桃仁、水蛭、虻虫、大黄组
成。

病，因跌伤而暴致，更不可投治疟后成母之鳖甲煎，亦不可施经阻成瘕之逢莪散。而欲去此恶血，骤补不可，暴攻不能，欲渐而消之，又恐迟误，乃仿仲景大柴胡之意，以和而微下之，升其气而降其血，使木之生体自存，血之死瘀自去，收效甚易矣。